龙砂医学丛书
运气篇

运气证治歌诀

清·王旭高 著

徐湘亭 整理

陶国水 周扬 校注

U0206313

中国健康传媒集团
中国医药科技出版社

内 容 提 要

《运气证治歌诀》一卷，清·王旭高著。本书为王氏对陈无择《三因方》中运气方所编歌诀与方解，并附有"五瘟丹"、"姜桂汤"及"司天运气图歌"、"司天在泉六淫治例"等运气相关歌诀12篇。本次整理以无锡徐湘亭家藏抄本为底本。王氏对运气理论研究颇深，书中王氏提出"执司天以求治，而其失在隘。舍司天以求治，而其失在浮"的观点，并根据自己临床经验进行组方比较、增损化裁，多有见地，可为中医临床、科研及教学工作者提供参考。

图书在版编目（CIP）数据

运气证治歌诀 /（清）王旭高著；徐湘亭整理；陶国水，周扬校注 . — 北京：中国医药科技出版社，2019.5（2024.10重印）

（龙砂医学丛书）

ISBN 978-7-5214-0882-9

Ⅰ.①运⋯　Ⅱ.①王⋯ ②徐⋯ ③陶⋯ ④周⋯　Ⅲ.①运气（中医）

Ⅳ.① R226

中国版本图书馆 CIP 数据核字（2019）第 039942 号

美术编辑　陈君杞

版式设计　也　在

出版　**中国健康传媒集团** | 中国医药科技出版社

地址　北京市海淀区文慧园北路甲 22 号

邮编　100082

电话　发行：010-62227427　邮购：010-62236938

网址　www.cmstp.com

规格　710×1000mm $\frac{1}{16}$

印张　5

字数　61 千字

版次　2019 年 5 月第 1 版

印次　2024 年 10 月第 4 次印刷

印刷　河北环京美印刷有限公司

经销　全国各地新华书店

书号　ISBN 978-7-5214-0882-9

定价　**25.00 元**

无锡市龙砂医学流派研究所创立

中华医药　博大精邃
流派纷呈　为具优势
锡澄毗邻　钟灵毓秀
龙砂医派　杏苑崛起
经方膏方　五运六气
岐黄薪代　懿欤盛哉

九六庚辰良春谨贺
癸巳秋

国医大师　无锡市龙砂医学流派研究所终身名誉所长　朱良春　题词

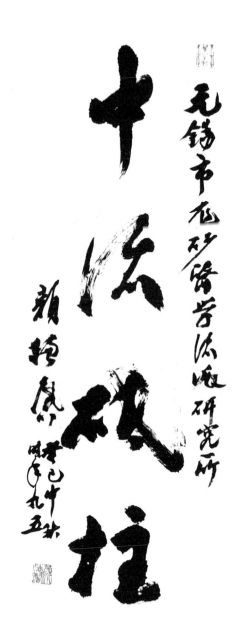

中流砥柱

无锡市龙砂医学流派研究所

新捣风帆

己丑年仲秋九五叟

国医大师　无锡市龙砂医学流派研究所终身名誉所长　颜德馨　题词

陈　序

在中医药学几千年发展的历史长河中，形成了很多流派，学术上，他们各具特色，我主张对各医学流派应不存偏见，博采众长。近年来，国家中医药管理局对中医学术流派的发展很重视，在2012年确立的首批中医学术流派传承工作室建设项目中就有发源于无锡江阴的龙砂医学。

江苏无锡自古文风昌盛，历代贤达辈出，中医氛围浓厚。基于元代著名学者陆文圭奠定文化基础，经明、清两代医家的积累，在苏南地区形成了这样一个有较大影响的学术流派，姜礼、王旭高、柳宝诒、张聿青、曹颖甫、承淡安等著名医家都是其中的代表性人物。更可喜的是，近十年来，龙砂医学的传承与发展工作做得卓有成效，龙砂医学诊疗方法已被确立为江苏省传统医药类非物质文化遗产代表性项目，在全国的影响力越来越大。

这个流派中的医家有一个很重要的学术特色，就是重视《黄帝内经》五运六气学说的研究与应用。20世纪50年代，我初学中医，听蒲辅周老先生结合临床实际讲解吴鞠通《温病条辨》和王孟英《温热经纬》，他非常细腻地讲解历时久远的"运气学说"，讲述五运主病和六气为病。当时因为我刚从西医转而初学中医，听了并不能很好理解。年岁大了，临床医疗经验多了，现在回想，季节寒暑昼夜等对人体及疾病的影响，体现了"天人相应"的道理。这门学说值得进一步深入研究。

中医药学作为我国优秀传统文化中具有原创性的医学科学，越来越受到世界关注。中医药值得"像宝库金矿一样去挖掘"，并需要结合现代科学技术方法继承和创新。比如，20世纪80年代，我们发现清宫医案中蕴藏着巨大的学术价值，于是我们埋头苦干，查了3万多件档案，在其中发掘了大量有价值的文献，这些理论知识和临床经验对现代中医临床仍有积极影响。

传统中医学是古而不老，旧而常新，永远富有生命力的。继承发展中医药精髓、提高临床疗效，要厚古不薄今，温故且知新。

不同学术流派在中医药大的框架下形成一源多流、百家争鸣、百花齐放、精彩纷呈的学术生态，对于丰富临床诊疗手段、促进中医人才培养，具有重要价值。裘沛然先生曾说过："中医学术流派是医学理论产生的土壤和发展的动力，也是医学理论传播及人才培养的摇篮。"

今有无锡市龙砂医学流派研究所同道，编辑出版《龙砂医学丛书》，致力于将该地域独具特色的龙砂医学流派学术精华与特色技艺进行发掘整理与推广，这是对龙砂医学活态传承的重要举措，更是打造无锡中医文化品牌的标识性工作，是一件十分有意义的事，书稿既成，邀我作序，书此数语，以表祝贺！

中国科学院院士
国医大师
2019 年 1 月 20 日

夏　序

  中医学术流派是中医学在长期历史发展过程中形成的具有独特学术思想或学术主张及独到临床诊疗技艺的学术派别。发源于我的家乡江阴华士地区的龙砂医派就是中医学术流派中的翘楚。龙砂医派，自宋末元初，绵延数百年，传承至今，医家众多，医著丰富，学术特色鲜明。

  学派中学术是灵魂，中国古人讲，人的一生要立德、立功、立言，学术正是这"三立"的根本，可以说，我一生都是为了中医学术的发展，我把中医学术视作我的生命。

  龙砂医学流派的一个重要学术特色就是重视五运六气学说的临床运用。运气学说是中医学比较高层次的理论问题，它是一门气象气候医学，虽然重在预测疾病，但更重要的是应用于临床治疗上所取得的效果，搞清楚了这门学说，我们可以提升中医治病、保健和预防疾病，特别是治未病的水平，有很重要的价值，我希望大家能很好地学习，以使中医发扬光大，更重要的是为全国人民、为世界人民的健康做出更大的贡献。

  龙砂医学流派的运气学说，还有其自身特点。首先，掌握和运用该学说的医家形成群体，蔚然成风，卓然成派；另外，他们在深耕理论的同时，尤其注重临床实践，将理论与临床有机结合起来；再有，他们秉承实事求是的学风，灵活运用运气，王旭高先生就说过"执司天以求治，而其失在隘；舍司天以求治，而其失在浮"。所以我在给龙砂医学流派相关活动的题词中就明确提出过"龙砂运气学"这个说法。

锡澄比邻，历史上这一带医家之间相互交流颇多。很多江阴医家到无锡城行医，或者两地医家之间有交叉师承关系。譬如，张聿青的学生有江阴吴文涵；我的启蒙老师夏奕钧先生是著名的朱氏伤寒的代表医家朱莘农的弟子，而朱氏晚年悬壶无锡，并和他的兄长朱少鸿一样对沈金鳌的《沈氏尊生书》多有青睐。我们讲流派，除了学术外，还要流动，也就是有一定的辐射度。

2013年，无锡市龙砂医学流派研究所成立，聘请我担任高级学术顾问，这些年他们在非遗挖掘、学术整理、技艺传承、流派推广等方面做了很多卓有成效的工作，尤其是顾植山教授在全国各地传播龙砂运气学说，黄煌教授致力于经方的教学普及推广与国际传播。

顾植山教授牵头成立了中华中医药学会五运六气研究专家协作组、世界中医药学会联合会五运六气专业委员会，两个学术组织的秘书处都挂靠在研究所，每年开展的学术活动精彩纷呈，还在中国中医药报上开设了"五运六气临床应用"专栏，颇获好评，很多人都慕名找他拜师学艺。前面讲到了龙砂医学流派的非遗特色，现在很多非遗都只能成为历史，而龙砂医学流派实现了活态传承。

为了更好地把龙砂医学第一手文献资料保存下来，这几年，龙砂医学流派研究所克服人手不足等困难，经过广泛调研，基本将历代龙砂医家有价值的著作、医案等梳理清晰，进而编撰了本套《龙砂医学丛书》，这是一件十分有意义的事，也是一项大工程！首批出版的14本古籍，很多与五运六气有关，更有一些抄本、孤本。这些资料的汇集，将便于大家更好地学习、利用古人的经验。书稿完成，邀我作序，我欣然应允，谨书以上，以表祝贺，并向各位读者推荐阅读！

近期他们又积极准备将龙砂医学流派研究所升级为无锡市龙砂医学流派研究院，这对于龙砂医学流派的传承发展具有重要的意义，我建议将来条件成熟还可以申请成立江苏省龙砂医学研究院。我坚信现代龙砂医家一定能在前辈医家的基础上，做得更好、更出色。

桐花万里丹山路，雏凤清于老凤声！

乐为之序！

国医大师

2019 年 1 月 28 日于金陵

前　言

　　无锡古称梁溪、金匮，简称锡；江阴古称暨阳、澄江，简称澄。自宋代凿通锡澄运河后，两地交通便捷，商贾交往频繁，故多锡澄联称。无锡、江阴均是苏南古城，一处太湖之北，一踞长江之南，自古文风昌盛，历代名医辈出。发源于锡澄地区的龙砂医学，肇起于宋元，隆盛于清乾嘉时期，再兴于清末民国至今，为苏南地区中医学的一个重要流派。

　　龙砂之名，缘江阴华士（旧称华墅）地区有白龙山和砂山两座山脉，合称龙砂。唐人杜审言在华士写有《重九日宴江阴》诗：“蟋蟀期归晚，茱萸节候新……龙沙（砂）即此地，旧俗坐为邻。”清人王家枚有以龙砂命名的书稿《龙砂志略》《龙砂诗存》。近贤承淡安先生也曾在他的日记中记载：“亚非国家会议，下月将开幕。我国代表团已组成，钱惠亦为团员之一，我龙砂之光。”因承淡安和钱惠均为华士人，故称“龙砂之光”。

　　清代乾隆年间华士名医姜大镛辑有《龙砂医案》一书，说明龙砂医学之名，由来已久；光绪初年苏州医家姜成之集有《龙砂八家医案》，可见龙砂医学业已闻名于当时的医学中心苏州。

　　龙砂医学由宋末元初著名学者陆文圭奠定医学文化基础。陆氏精通经史百家及天文、地理、律历、医药、算数等古代科学、医学与人文学，被《元史》定评为学界的“东南宗师”。宋亡以后，陆文圭在江阴城东龙山脚下的华士镇专心致力于包括中医学在内的文化教育事业 50 余年，培养了大批文化及医学人才（仅华士一镇，南宋至清末，能查考到的进士即有 50 人之多），为龙砂文化区的形成发展和龙砂医学的产生起到了重要的奠基作用。

太极河洛思想和五运六气为宋代两大显学，张仲景的伤寒学也于北宋时期成为经典。宋代的这些学术特色经过陆文圭的传承阐扬，深刻影响了龙砂地区的医家，形成龙砂医学流派学术思想的核心。

陆文圭之后，龙砂地区名医辈出，如元代晚期出了名医吕逸人，明代嘉靖年间名医吕夔与其孙吕应钟、吕应阳"一门三御医"等。至清代形成了以华士为中心和源头并不断向周边扩大，乃至影响全国的龙砂医学流派名医群体。清·嘉庆元年（1796 年）著名学者孔广居在《天叙姜公传》中描述："华墅在邑东五十里，龙、砂两山屏障于后，泰清一水襟带于前，其山川之秀，代产良医，迄今大江南北延医者，都于华墅。"这生动形象地勾勒出了龙砂医学当时的盛况。前面提及的《龙砂八家医案》中就辑录了乾隆、嘉庆年间戚云门、王钟岳、贡一帆、孙御千、戚金泉、叶德培、姜学山、姜恒斋、姜宇瞻九家医案。华士医家群体中，以姜氏世医最为著名。从二世姜礼、三世姜学山、四世姜健到五世姜大镛，一百余年间，"名噪大江南北，数百里间求治者踵相接"。

清代中晚期至民国时期，随着锡澄地区经济文化的繁荣发达，龙砂医学再次崛起，涌现了一大批新的著名医家，其中柳宝诒对近现代龙砂医学的薪火相继作用突出；吴达、张聿青、曹颖甫、薛文元、朱少鸿、承淡安等则进军上海、南京，为江南乃至全国中医的繁荣做出了贡献。

2012 年 3 月，龙砂医学由国家中医药管理局作为试点率先启动中医学术流派传承工作，并于同年 11 月被国家中医药管理局正式确定为全国首批 64 家中医学术流派传承工作室建设项目之一。

中医流派有地域性流派和学术性流派之分。地域性流派主要指地域性医家群体；学术性流派（亦称学派）则应具有独特学术思想或学术主张及独到临床诊疗技艺，有清晰的学术传承脉络和一定的历史影响。龙砂医学流派兼有地域性流派和学术性流派特点。

从地域性流派论，龙砂医学又有狭义与广义之分。狭义是指历史上的华士地区（地域龙砂），广义上则包括无锡、江阴、宜兴等环太湖文化区。如宋代名医许叔微（1079～1154年），晚年隐居无锡太湖之滨的"梅梁小隐"长达十年，在锡澄医界颇有名望，陆文圭曾有诗云："江左知名许叔微，公来示之衡气机。天下呻吟尚未息，公持肘后将安归。"可见陆氏对许氏的推崇。许氏是经方派创始人之一，对伤寒经方的推广应用贡献巨大，近来我们在研究许叔微的多部著作的过程中，更发现了他对《黄帝内经》运气学说的活用。可以认为，许叔微对龙砂医学学术思想的形成有一定影响，所以从地域性流派概念以及龙砂医学学术内涵的角度，本丛书也收录了许叔微的部分著作。

在地域中又包括无锡地区许多医学世家，如"吕氏世医""姜氏世医""朱氏伤寒""黄氏喉科""尤氏喉科""吴氏喉科""章氏外科""邓氏内外科""曹氏儿科"等，他们世代相袭，形成家族链，一脉相承。

从地域流派的角度看，龙砂医学流派具有如下四方面的特色和传统。

第一，重视经典研究与应用。《黄帝内经》五运六气方面，如宋代许叔微、明代徐吾元、吕夔，清代吴达、薛福辰、高思敬对于运气的论述，清代戴思谦、缪问、黄堂对运气思维的应用和发挥，均有特色。《伤寒论》方面，许叔微的《百证歌》《发微论》《九十论》，奠定了其在伤寒学术领域的地位，被后世尊为经方派的代表。沈金鳌的《伤寒论纲目》阐发精当中肯，为锡澄地区医家所推崇。柳宝诒将《伤寒论》六经用于在温病临床上，提出"伏邪温病说"，强调伤寒温病为病不同，而六经之见证相同、用药不同，六经之立法相同。龙砂姜氏、王旭高、曹颖甫、朱少鸿、朱莘农的经方应用，对后世影响深远。尤其以曹颖甫为代表，他在上海期间，"用经方取效者十常八九"（《经方实验录·自序》），他倡导经方，谓"仲师之法，今古咸宜"。宜兴人法文淦对伤寒研究颇深，《光宣宜荆县志》载其治病如神，著有《伤寒详解》，弟子门人得其绪余，时称"法派"。同是宜兴人的余景和得柯韵伯《伤寒论翼》抄本，加注而成《余注伤寒论翼》，书中着重注释六经病解及六经方解，通俗易懂，颇有流传。

第二，重视教学与传承。陆文圭是历史上著名的教育家，影响所及，形成龙砂医家注重传承教学的传统。如江阴柳宝诒从北京回江阴后，广收门徒，弟子逾百，其中金兰升、邓养初、薛文元等均为近世名家；无锡汪艺香门生甚多，锡地中医界有"汪党"之称；无锡张聿青门人也达百人，周小农、邵正蒙、吴文涵等名医均出其门下；江阴朱少鸿、朱莘农兄弟两人培养了许履和、顾履庄、仰汉初、邢鹏江、夏奕钧、曹永康、汪朋梅等一批名医。

从民国到新中国成立初期，龙砂医家在中医教育方面的贡献尤为突出。民国时期曹颖甫、薛文元、郭柏良、章巨膺分别担任上海最主要的三大中医学校——上海中医专门学校、上海中国医学院、上海新中国医学院的教务长和院长，执掌三校的教务工作。薛文元是柳宝诒嫡传弟子，上海市国医公会和全国医药团体总联合会的发起创办人之一，1931年冬，上海中国医学院创办未久，濒临倒闭，薛文元受上海国医公会委派出任院长，挽狂澜于既倒，励精图治，使中国医学院的办学规模和师资力量等都超过当时其他中医学校，因而有"国医最高学府"之誉。1936年9月薛文元辞职后，江阴籍名医、时任副院长的郭柏良继任院长至1940年1月。在薛文元、郭柏良任院长期间，中国医学院培养的学生成为著名医家的有朱良春、颜德馨、梁乃津、何志雄、陆芷青、董漱六、江育仁、程士德、蔡小苏、谷振声、庞泮池等。

柳宝诒的再传弟子章巨膺，1933年襄助恽铁樵举办中医函授事务所，主持教务，并主编《铁樵医学月刊》，恽铁樵去世后，乃独任其事；后受聘新中国医学院任教务长，新中国成立后任上海第一中医进修班副主任；1956年与程门雪等受命筹建上海中医学院，任教务长。章巨膺一生从事中医教育事业，主要弟子有何任、王玉润、周仲瑛、钱伯文、凌耀星等。

无锡人时逸人受业于同邑名医汪允恭，1928年在上海创设江左国医讲习所，并受聘于上海中医专门学校、中国医学院等校任教。1929年任山西中医改进研究会常务理事，返沪后与施今墨、张赞臣、俞慎初等创办复兴中医专科学校。抗战胜利后，先后在南京创办首都中医院、中医专修班等，并在江苏省中医进修学校高级师资培训班任教。1955年秋调至中国中医研究院，任西苑医院内科主任。他一生热心中医教育，培养了大批中医人才，弟子众多，桃李盈门。

承淡安于1928年开始在苏州、无锡等地开办针灸教育研究机构，抗战期间到四川仍坚持办学，20年间培养学生逾万，遍布海内外。弟子赵尔康、邱茂良、谢锡亮、陈应龙、曾天治、陆善仲、孔昭遐、留章杰等均为针灸名家。

20世纪50年代，锡澄地区一大批名医参与现代中医高校的创建。承淡安于1954年出任江苏省中医进修学校（南京中医药大学前身）校长，该校师资班为全国各中医院校输送了大批优秀师资，被誉为中医界的"黄埔军校"，单被选派去北京的就有董建华、程莘农、王玉川、王绵之、颜正华、印会河、程士德、刘弼臣、杨甲三、孔光一等，为北京中医学院的创办和发展起到了重要作用。国医大师周仲瑛、张灿玾、班秀文等也都毕业于该校办的师资班。邹云翔、马泽人、许履和、夏桂成、邹燕勤、徐福松等参与了南京中医学院及江苏省中医院的创建。这些锡澄医家的努力，为复兴和发扬中医学做出了积极的贡献。

在传承教学中，龙砂医家重视医案的撰写和整理。宋代许叔微的《伤寒九十论》就是九十个案例。柳宝诒的《柳选四家医案》是课徒的教本，影响极大。柳宝诒医案、王旭高医案、张聿青医案、周小农医案、朱少鸿医案、朱敬鸿医案、邓养初医案、邓星伯医案、许履和外科医案等，都是龙砂医学的精品。今人黄煌编写的《医案助读》是一本医案阅读研究的专著，对现代高等中医教育开展传统医案教学做了有益的探索，传承了龙砂医家的传统。

第三，临床多有独到和创新见解。如姜氏写《风痨臌膈四大证治》，集四大证治之精粹；柳宝诒以六经辨伏气温病，创助阴托邪法；张聿青于湿温善用流气化湿法，妙用温胆汤；沈金鳌发挥"肾间动气"说，开腹诊之先；高秉钧所著《疡科心得集》，用温病学说解释指导疡科治疗，被尊为中医外科三大派之一"心得派"的开派人物；朱莘农于"夹阴伤寒"心得独到，善用桂枝汤及其加味方，其"脐腹诊"则受沈金鳌启发而又有创新；起源于清乾隆年间的黄氏喉科，善用"吹药"，传承至今已逾十代，2012年被国家中医药管理局确立为首批64家中医学术流派之一，祖传秘方"黄氏响声丸"蜚声海内；无锡杜氏金针、章氏外科、盛巷曹氏儿科，宜兴汤氏肝科，江阴吴氏喉科，都以临床疗效博得民众的好评和爱戴。

第四，办学结社，编辑刊物。承淡安创办中国最早的针灸学研究社，并扩建为中国针灸讲习所，又创办中国历史上最早的针灸刊物——《针灸杂志》。他开创的针灸函授，先后培养学员3000多人，分校遍及南方各省、香港和东南亚地区，是现代复兴针灸的第一人。为弘扬中医学术，锡澄中医热衷办刊办学。无锡沈奉江于1922年组织无锡中医友谊会，翌年创办《医钟》。张聿青弟子吴玉纯编辑《常熟医药会月刊》，时逸人主编《复兴中医》，朱殿、邹云翔主编《光华医药杂志》，章巨膺主编《铁樵医学月刊》等。此外，丁福保、周小农等还编辑出版了大量中医古籍。

从地域影响来看，龙砂医家与同属于南直隶或江南省的吴门医家、孟河医家乃至新安医家之间关系密切，并多有合作。如民国时期孟河名医丁甘仁在上海创办中医专门学校，特聘龙砂医家曹颖甫为教务长，长期主持该校教务；新中国成立初期承淡安创办南京中医药大学的前身江苏中医进修学校，也多有吴门和孟河医家参与。互相交流渗透方面，如龙砂医家缪问晚年定居苏州传道，叶天士《临证指南医案》由无锡医家华云岫等编辑加按而成，无锡邓星伯在家学基础上复受业于孟河马培之，常熟金兰升则为江阴柳宝诒弟子，马泽人源于孟河而行医于江阴、南京，上海石氏伤科源自无锡，宜兴余景和从学于孟河费兰泉等。一些新安名家也曾行医于龙砂，如孙一奎在宜兴行医并有《宜兴治验》医案传世。

从学术性流派的角度，我们总结提炼了龙砂医学三大主要学术特色。

第一，重视研究和善于运用《黄帝内经》的运气学说。从现有研究成果可知，龙砂医学延绵数百年，医家众多，虽学术风格不尽一致，但对五运六气理论的重视是其鲜明特色，且著述颇多。明代《无锡金匮县志》载徐吾元"论运气颇精博"；戴思谦寓居无锡，得人授以五运六气、十二经络之秘，后栖居小五湖之石塘山，为人治病，沉疴立起；道光《江阴县志》载明代江阴人吕夔著有《运气发挥》。清代缪问注姜健所传《三因司天方》，吴达《医学求是》有"运气应病说"专论，薛福辰著《素问运气图说》，高思敬在《高憩云外科全书十种》中著有《运气指掌》等。龙砂医家尤为重视运气学说在临床的应用，善用"三因司天方"治疗各种内伤外感疾病是龙砂医家的独门绝技，姜氏世医第四代姜健（字体乾）是杰出代表。

有些医家虽无运气专著，但在其他论著中也常可看到运气思想的身影。如柳宝诒据运气原理阐发伏邪理论；曹颖甫在晚年所作《经方实验录》序言中专门讲述了他十六岁时亲见龙砂名医赵云泉用运气理论治愈其父严重腹泻几死的经历，注释《伤寒论》时亦专取精于运气学说的名家张志聪和黄元御之说；承淡安著有《子午流注针法》，又让其女承为奋翻译了日本医家冈本为竹用日语所作的《运气论奥谚解》；章巨膺于1960年发表《宋以来医学流派和五运六气之关系》一文，用五运六气观点解释了各家学说的产生；邹云翔先生强调"不讲五运六气学说，就是不了解祖国医学"等。

龙砂医家重视五运六气山流派特色，在当代医家中尤为突出。国医大师夏桂成为现代龙砂医家的杰出代表，夏老注重五运六气理论在妇科临床的运用，认为"作为中医师中的一员，应遵从古训，学习和掌握运气学说，推导病变，预测疾病，论治未病"。

第二，重视《伤寒论》经方，特别是注重"方—药—人"体质辨识经方和六经理论指导经方的研究与应用。重视经方的传承和运用是龙砂医学流派又一重要的学术特色。宋代许叔微著有《伤寒百证歌》《伤寒发微论》《伤寒九十论》，奠定了其在伤寒学术领域的地位，被后世尊为经方派的代表之一。徐彬曾有"古来伤寒之圣，唯张仲景，其能推尊仲景而发明者，唯许叔微为最"之语。沈金鳌《伤寒六经主症》一书论述六经病提纲的主证主脉，以"标本中气"论述犯禁后的变证及治疗，特色鲜明，后辑入《伤寒论纲目》。王旭高提倡经方类方研究，王氏是程门雪先生生前最为推崇的医家，程氏所著《伤寒论歌诀》一书多处引用王氏观点。柳宝诒主张"寒温统一""六经辨证"。张丰青既承袭经方之方与法，紧扣病机，巧用经方，异病同治，又取经方之法而不泥其方，病症互参，扩大经方的运用范围。

另据《江苏历代医人志》及无锡地方史志记载，明代吕大韶著《伤寒辨证》，清代钱维镛著《伤寒秘笈续集》，高日震著《伤寒要旨》，华文灿著《伤寒五法辨论》，吴廷桂著《伤寒析义》，王殿标著《伤寒拟论》《金匮管窥》，张孝培撰《伤寒论类疏》，这些书都具有较大价值，如清人汪琥评价张孝培《伤寒论类疏》"其注仲景书能独出己见，而不蹈袭诸家之说"，惜乎很多散佚或未刊。

第三，基于肾命理论运用膏方奉生治未病。 运用膏滋方调体养生是以环太湖龙砂文化区为中心的江浙沪地区民俗，《龙砂八家医案》中即有运用膏滋的脉案；《张聿青医案》中撰有"膏方"一卷；柳宝诒撰有《柳致和堂丸散膏丹释义》一书，目前柳氏致和堂的"膏滋药制作技艺"已入选第三批国家级非物质文化遗产扩展项目名录。

龙砂膏方具有"民俗原创、重在养生治未病""培补命门元阳，顺应'冬至一阳生'""注重阴阳互根，阴中求阳""结合五运六气，必先岁气抓先机""注重熬膏技艺，工艺精良"等五大优势特色。已故无锡市龙砂医学流派研究所终身名誉所长、首届国医大师颜德馨曾为龙砂膏方题词"固本清源，一人一方，适时进补，勿违天和"。正宗龙砂膏方，药材道地，炮制得法，用药精准，工艺纯和；成膏锃亮鉴影，油润如玉，柔韧若脂。

为进一步推动龙砂医学流派学术传承，无锡市政府于2013年正式批准成立无锡市龙砂医学流派研究所，国医大师朱良春与颜德馨共同出任终身名誉所长。朱老为研究所成立题词："中华医药，博大精深，流派纷呈，各具优势，锡澄毗邻，钟灵毓秀，龙砂医派，杏苑崛起，经方膏方，五运六气，岐黄万代，懿欤盛哉。"短短48字，凝练了龙砂医学的地域属性、产生的文化土壤以及主要学术特点，阐明了龙砂医学流派的活态传承现状和美好发展前景。

近年来，无锡市龙砂医学流派研究所本着一种责任感、使命感，围绕文献整理、特色技艺、学术推广、人才培养、科普宣传等方面，对龙砂医学进行全面深入系统的挖掘整理，初显成效。无锡市龙砂医学流派研究所一项重点工作就是对龙砂医学的非物质文化遗产特性进行梳理提炼，2014年成功申报无锡市非物质文化遗产项目并获批准，2016年龙砂医学诊疗方法（JS Ⅷ -22）（传统医药类）再次入选江苏省第四批省级非物质文化遗产代表性项目。

龙砂医学的"非遗"属性有一个鲜明的特点就是形成了活态传承，目前龙砂医学流派有顾植山与黄煌两位代表性传承人，他们承前启后，继往开来。顾植山对运气学说多有默运，深入阐发了运气学说中三阴三阳开阖枢、"三年化疫""伏燥论""七损八益"及《伤寒论》中的"六经欲解时"等重要理论，发掘推广了"三因司天方"的临床应用，在国家科技重大专项疫病预测预警课题方面的研究成绩卓著，引起了学界对中医运气学说的重视，并牵头成立了中华中医药学会五运六气研究专家协作组和世界中医药学会联合会五运六气专业委员会，成为当前全国五运六气研究方面的领军人物。

黄煌以经方的方证与药证为研究重点，用现代医学的语言对经方的传统方证进行破译，并结合自己的临床实践与研究，开创性地提出了以"方—病—人"为中心的"方证相应"学说和"方人药人"学说（经方体质学说），并在方证的规范化、客观化上作出了初步的尝试，致力于经方的教学普及推广与国际传播，在南京中医药大学成立了国际经方学院并担任院长，主持全球最大的公益性经方学术网站"经方医学论坛"，享誉海内外。

中医学术流派在中医药这个大框架下形成一源多流，百家争鸣，百花齐放的学术生态。这对于丰富临床诊疗手段、促进中医人才培养都具有重要价值。历代龙砂医家在行医济世的同时，勤于著述，编纂有五运六气、经方、本草、妇科、杂病等著作多部，为后人留下一笔宝贵的财富。

随着龙砂医学研究的深入和影响力逐步扩大，为了进一步做好学术流派的传承，促进中医学术进步，整理锡澄地区医学史料的工作提上了议事日程。2015年底由无锡市龙砂医学流派研究所牵头，经过调研寻访，对锡澄地区医家著作先作初步摸底，经过论证后，决定编写出版一套《龙砂医学丛书》。本套丛书采取一次设计，分步出版，以辑为主，以写为辅的原则，注重史料性，以时代为纲，内容为目，分册编辑，独立成书。

《龙砂医学丛书》拟收录出版的著作有《三因司天方》《运气证治歌诀》《子午流注针法》《素问运气图说》《运气指掌》《伤寒论纲目》《柳致和堂丸散膏丹释义》《龙砂八家医案》《龙砂姜氏医案》《惜余医案》《倚云轩医案医话医论》《沈芊绿医案》《黄氏纪效新书》《女医杂言》《伤寒九十论》《伤寒经解》《伤寒发微》《金匮发微》《经方实验录》《伤寒论新注》《夹阴伤寒》《伤寒阴阳表里传变愈解》《余注伤寒论翼》《温热逢源》《杂病源流犀烛》《妇科玉尺》《保产要旨》《风痨臌膈四大证治》《推拿捷径》《尤氏喉科》《本草简明图说》《本草经解要》《过氏医案》《王旭高医案》《柳选四家医案》《曹颖甫先生医案》《高氏医案》《吴东旸医案》《汪艺香医案》《张聿青医案》《邓星伯医案》《余听鸿医案》《周小农医案》等著作。这些著作初步分为运气、经方、膏方、医案等系列，他们中有很多已经过多次刊刻翻印，流传甚广，也有的是抄本、孤本，由于种种原因被束之高阁，迫切需要抢救性将其整理出版。

《龙砂医学丛书》的整理出版是一个系统工程，颇耗精力，且短时间不易出成果，但对于一门学术的研究，文献整理工作又是一项重要的基础性工作，《龙砂医学丛书》在编撰过程中有幸得到中国中医科学院、南京中医药大学、山东中医药大学、安徽中医药大学、云南中医药大学多位同道的帮助，中国医药科技出版社鼎力支持。书稿既成，又承蒙中国书法家协会原主席、著名书法家沈鹏先生题写书名，中国中医科学院首席研究员陈可冀院士与江苏省中医院夏桂成教授两位国医大师分别赐序勉励，令《龙砂医学丛书》增色很多，更是对我们的鼓励。在此一并表示衷心的感谢！

《孟子》有言："虽有智慧，不如乘势，虽有镃基，不如待时。"习近平强调："中医药学凝聚着深邃的哲学智慧和中华民族几千年的健康养生理念及其实践经验，是中国古代科学的瑰宝，也是打开中华文明宝库的钥匙。深入研究和科学总结中医药学对丰富世界医学事业、推进生命科学研究具有积极意义。"当前，中医药振兴发展迎来天时、地利、人和的大好时机，龙砂医学流派在中医药学的传承创新发展中负有特殊历史使命，我们将倍加努力，不忘初心，继续前行，把龙砂医学继承好、发展好、利用好，以更好地为人民群众健康服务！

由于学术水平有限，书稿整理中难免存在不足之处，希望专家、读者不吝赐教，以期日臻完善。

《龙砂医学丛书》编委会
无锡市龙砂医学流派研究所

校注说明

1. 全书文字繁体竖排，改为简体横排，加现代标点。

2. 因书改横排，原书表示前后文义的方位词"右"径改为"上"。

3. 底本中的异体字、古今字、通假字均改为现代通行字体，酌情出校。典故以及部分专业术语出注释之。对底本中字形属一般笔画之误，如属日、曰混淆，己、巳、已不分者，径改，不出注。

4. 底本若有衍字、脱字、讹字等，据校本加以改正，出校予以说明。底本无误，校本有误，一律不改，亦不出注。底本与校本文字互有出入，而文意皆通，或意可两存者，以底本为准，并出注。

5. 对难字、生僻字加以注音和解释。凡需注释的字词多次出现时，于首见处出注。

6. 药物名称按现代通用之法律正，如"山查"改为"山楂"，"硃砂"改为"朱砂"，"连乔"改为"连翘"，"铃羊"改为"羚羊角"，"牛旁子"改为"牛蒡子"，"射香"改为"麝香"，"瓜娄"改为瓜蒌，"川山甲"改为"穿山甲"，"兔丝子"改为"菟丝子"，等等，不出注。书中如术、芪等单字药名，为保留著作原貌，不作改动。对于有地方处方书写特色的药物名称，保留原貌，如"嫩双钩""上绵芪"，不便于理解者，出注予以说明。

7. 若底本中原有眉批者，加注置于相应位置。

8. 底本引用他书文献，多有删节及改动，故底本与他校本文字不同时，凡不失原意，皆不改动，以保存原书风貌；出入较大时，出注说明之；错讹者，改正之，并出注。

9.原书中有重合内容者，为保持原貌，不予删减。校本有，底本无，存疑内容，无其他校本者，收于附录。

10.对目录与正文标题不一致的，以正文标题为主，参考目录标题。对目录与正文顺序不一致的，以正文为准，重置目录顺序。对目录脱漏正文篇章的，在目录中补上。

11.书中插图以原书插图重新绘制，有图注者，繁体改为简体，阅读顺序仍从右至左，不予改动。

12.各分册中遇到的具体情况，在各册校后记中予以补充说明。

徐　序①

运气之说，导源于《素问·天元纪大论》以下七篇，至唐宋时代，有了进一步发展。凡研究五运六气与人的疾病关系，成为一种独立系统的学说，其词奥，其旨远，浅学者很不易了解。其实它是从阴阳学说的演化，对医学上还是值得研究的。

王旭高先生所著《运气证治歌诀》一卷，原为《退思集》②定稿，散佚已久。一九五七年夏，湘亭在无锡北塘书肆得见是书，系其门人手抄本。今之整理，分列校勘，歌诀，方解三门，俾读者得以一目了然。

本卷之首，原有退思居士题词二则，文曰：

（一）

退有余闲颇致思，轩岐家秘在于斯；

知方然后堪求治，得诀回来好做医；

---

① 此为徐湘亭先生整理本序言，详细交代了《运气证治歌诀》的版本来源，存之以资佐证。徐湘亭（1905~1986年），字玉成，号寄鸥，1928年毕业于无锡国专中文系，长于训诂、音韵学，曾任中学文史教员，教学之暇，涉猎医籍，潜心研究岐黄之术，并付诸临床实践，医名盛于锡城，远扬他乡，求诊者日众。1959年起为无锡市西医学习中医班讲授《内经知要》，历任《江苏中医杂志》（现《江苏中医药杂志》）编辑部副主任编辑。
② 《退思集》：《退思集》为王旭高方歌类著作的总名，首篇《运气证治歌诀》，依次为《类方证治歌诀》《证治汇编歌诀》《医方歌括》等共三卷，第四卷为"杂说"。首篇前有退思居士题词二则。

明理必须遵古训，见机也要合时宜；

莫嫌言浅无泳意，下学功夫上达基。

（二）

伎巧多由规矩生，巧中规矩是精英；

旁通曲畅从心悟，类聚群分本物情；

术可传人原切近，文能寿世要归诚；

学无少长争先达，笃志躬行事竟成。

　　此诗为先生指示学医之津梁，语重心长，颇耐寻味。以全卷内容来说，包括两部分：一是运气证治方剂，一是司天运气图歌。其方乃采取陈无择《三因方》十六首，并《韩氏医通》五瘟丹，王晋三《古方选注》姜桂汤二方。其间《三因方》中，关于方药剂量，王氏酌加增减。如，黄芪茯苓汤中加肉桂，麦门冬汤中减姜枣，附子山萸汤中剂量与《三因方》不同，均有巧思。至于个别字句，或与《内经》原文微有出入者，为附校勘于各节之后，使学者得以查考。至于司天运气图歌，又采集张介宾《类经图翼》，而略为简化。

　　揆先生之意，一则因《内经》运气之说，初学者不易领会，故编成歌诀，以便记诵；一则阐明时疫之方，各随运气而转移，而治病必须随证立方，不可拘泥于运气之说。故先生开端即揭示曰："假令风木之年，而得燥金之年之病，即从燥金之年方法求治。发生之纪，而得委和之纪之病，即从委和之纪方法求治。此其道也。若谓其年必生某病，必主某方，真是痴人说梦矣。"此乃先生对运气治病的辩证看法，值得吾辈玩味。

无锡　徐湘亭

一九八一年谨序

目录

总　论①

　　陈无择曰②："五③运六气，乃天地阴阳运行升降之常道也。五运流行，有太过不及之异；六气升降，有④逆从胜复之差。凡不合于德化政令者，则为变眚，皆能病人。故经云：'六经波荡，五气倾移。太过不及，专胜兼并'。所谓治化，人应之也，或遇变眚，聿兴灾沴⑤，因郁发以乱其正常之德⑥，而致折伤⑦，复随人脏气虚实而为病者⑧，谓之时气。与夫感冒中伤，天行疫疹，迥然不同。前哲知夫天地有余不足违戾之气，还以天地所生德味而平治之。经论昭然，人鲜留意，恐成湮没，故叙而记之。"

　　旭高按：运气证治方，载于《三因书》⑨，系陈无择编辑，未知创自何人。揆其大旨，不出《内经》六淫治例，与夫五脏苦欲补泻之义。假令风木之年，而得燥金之年之病，即从燥金之年方法求治。发生之纪，而得委和之纪之病，即从委和之纪方法求治。此其道也。若谓其年必生某病，必主某方，真是痴人说梦矣。

---

① 徐湘亭抄本总论前有"运气证治歌诀 王旭高原著 徐湘亭整理"。
② 五运六气……故叙而记之：此部分内容实为《三因极一病证方论》（以下简称《三因方》）卷之五"五运论"内容，仅个别词语有变动。
③ 五：《三因方》"五"前有"夫"字。
④ 有：《三因方》"有"前有"则"字。
⑤ 聿兴灾沴：聿，古汉语助词，用在句首或句中。《诗·大雅·文王》：无念尔祖，聿修厥德。沴（lì），谓天地四时之气不和而生的灾害。文天祥《正气歌》：如此再寒暑，百沴自辟易。
⑥ 因郁发以乱其正常之德：《三因方》作"因郁发以乱其真常"。
⑦ 而致折伤：《三因方》作"不德而致折复"。
⑧ 复随人脏气虚实而为病者：《三因方》无"复"字。
⑨《三因书》：即《三因极一病证方论》简称。

《三因》司天运气方^①

一、苓术汤^②

凡遇六壬年，发生之纪，岁木太过，风气流行，脾土受邪，民病飧泄，食减体重，烦冤肠鸣，胁支满；甚则忽忽喜怒^③，眩晕颠疾^④。为金所复，则反胁痛而吐血^⑤，甚则冲阳绝者死。

湘亭按：此节以下皆依据《内经·气交变大论》之说，词句有改动，今于每节之下，附以校勘。本节"胁支满"，《内经》作"腹支满"。"忽忽喜怒"，《内经》作"忽忽善怒"，《三因方》亦作善。"眩晕颠疾"，《内经》作"眩冒颠疾"，《三因方》亦作冒。"反胁痛而吐血，甚则冲阳绝者死。"《内经》作"反胁痛而吐甚，冲阳绝者死不治。"《三因方》吐下无"血"字。

茯苓　白术　青皮　炙草　厚朴_{姜汁炒}　半夏^⑥　炮姜　草果_{各等分}

上吹咀，每服四钱，水杯半，姜三片，枣二枚，煎七分，去滓，空心温服。

歌诀：苓术汤青甘朴夏，炮姜草果枣姜加，六壬之岁（壬申、壬午、壬辰、壬寅、壬子、壬戌六年）发生纪（木运太过曰发生），木胜风淫土受邪，飧泄肠鸣胁支痛，苦温甘淡治

---

① 司天运气方：《三因方》题名"五运时气民病证治"。
② 苓术汤：《三因方》"苓术汤"条目下有主治病症"治脾胃感风，飧泄注下，肠鸣腹满，四肢重滞，忽忽善怒，眩冒颠晕，或左胁偏疼。"王旭高未录，当为凸显运气证治也。
③ 喜怒：《三因方》作"善怒"。
④ 眩晕颠疾：《三因方》"眩晕"作"眩冒"，"颠疾"前有"起"字。
⑤ 血：《三因方》无此字。
⑥ 半夏：《三因方》后有"汤洗去骨"，下同，不再出注。

脾家。

方解： 木胜风淫，则脾土受病而湿不运。经曰："脾苦湿，急食苦以燥之""湿淫于内，治以苦温，佐以甘辛"，故用白术、厚朴、草果、炮姜、半夏之苦辛温，以运脾燥湿；用茯苓者，所谓以淡泄之；甘草者，所谓以甘补之也。惟用青皮一味之酸以泻肝，亦可晓然于肝邪之不可过伐矣。仲景曰："见肝之病，知肝传脾，当先实脾。"尤在泾云："肝邪盛者，先实脾土，以杜滋蔓之祸"[1]。然则岁木大过，民病飧泄，而主以苓术汤，不治肝而治脾，不治风而治湿，谓非肝病实脾之一证乎。

二、麦门冬汤[2]

凡遇六戊年，赫曦之纪，岁火太过，炎暑流行，肺金受邪，民病痎疟[3]，上气[4]咳喘，咯血痰壅[5]，嗌干[6]耳聋，肩背热甚[7]，胸中痛、胁支满，背髀并两臂痛，身热骨疼，而为浸淫。为水所复，则反谵妄狂越[8]。太渊绝者死[9]。

湘亭按： 肺金，《内经》作"金肺"。民病痎疟，《内经》作"民病疟"。上气，《内经》作"少气"。咯血痰壅，《内经》作"血溢血泄注下"。嗌干，《内经》作"嗌燥"。肩背热甚，《内经》作"中

---

① 肝邪盛者，先实脾土，以杜滋蔓之祸：语出《金匮要略心典》。原文："脏邪惟实则能传，而虚则不传，故治肝实者，先实脾土，以杜滋蔓之祸。"
② 麦门冬汤：《三因方》"麦门冬汤"条目下有主治病症"治肺经受热，上气咳喘，咯血痰壅，嗌干耳聋，泄泻，胸胁满，痛连肩背，两臂膊疼，息高。"王旭高未录。
③ 民病痎疟：《三因方》无"痎"字。
④ 上气：《三因方》作"少气"。
⑤ 咯血痰壅：《三因方》作"血溢泄泻"。
⑥ 干：《三因方》"干"作"燥"。
⑦ 肩背热甚：《三因方》此句前有"中热"。
⑧ 则反谵妄狂越：《三因方》此句后有"咳喘息鸣，血溢泄泻不已"。
⑨ 太渊绝者死：《三因方》此句前有"甚则"两字。

热，肩背热"。胸中痛句上，《内经》有"甚则"二字。胁支满句下，《内经》有"胁痛"二字。背髀并两臂痛，《内经》作"膺背肩胛间痛，两臂内痛"。则反谵妄狂越，《内经》作"病反谵妄狂越，咳喘息鸣，下甚血溢，泻不已"。太渊绝者死，《内经》作"太渊绝者死不治"。

麦冬① 桑白皮 钟乳粉 人参 紫菀② 白芷 半夏 甘草③ 竹叶各等分

煎服如上法④。

歌诀：友|冬汤桑白皮，钟乳人参紫菀随，白芷半甘兼竹叶，咳喘咯血此方推。赫曦之纪（火运太过曰赫曦）年逢戊（戊辰、戊寅、戊子、戊戌、戊申、戊午六年），火灼金伤肺病宜。

方解：火淫热胜，则相传之官受制，而治节失司，为咳喘上气咯血，肩背臂膊皆痛，皆肺病也。肺属燥金而恶火，火就燥，燥火本为同类，故肺受火刑为病，与燥气自伤无异。所谓自伤，气之削也。是方以麦冬补肺之阴，钟乳补肺之阳，人参补肺之正气，此三味先为运筹帷幄，保守中军。然后用桑皮、紫菀之苦以泄之，白芷、半夏之辛以泻之，甘草缓之，竹叶清之，此数味者，是为斩将搴旗⑤之师也。统而论之，即经旨热者寒之，燥者润之，弱者补之，强者泻之，调其气，而使其平，此之谓也。

---

① 麦冬：《三因方》后有"去心"二字，下同，不再出注。
② 紫菀：《三因方》后有"取茸"二字。
③ 甘草：《三因方》后有"炙"字。
④ 煎服如上法：《三因方》煎煮时加姜两片，枣一枚。
⑤ 斩将搴旗：搴（qiān），拔取。斩杀敌将，拔取敌旗，形容勇猛善战。《吴子·料敌》："然则一军之中，必有虎贲之士，力轻抗鼎，足轻戎马，搴旗斩将，必有能者。"

三、附子山萸汤 [1]

凡遇六甲年，敦阜之纪，岁土太过，雨湿流行，肾水受邪，民病腹痛清厥，意不乐，体重烦冤，甚则肌肉痿，足痿不收 [2]，腰膝痛 [3]，中满食减 [4]。为风所复，则反溏泄肠鸣 [5]，大腹肿胀 [6]。太溪绝者死 [7]。

湘亭按： 足痿不收句下，《内经》有"行善瘛"。腰膝痛，《内经》作"脚下痛"。中满食减句上，《内经》有"饮发"二字，句下有"四支不举"。则反溏泄肠鸣，大腹肿胀，《内经》作"病腹满溏泄肠鸣，反下甚"。太溪绝者死，《内经》作"太溪绝者死不治"。

附子 [8]　　山萸肉 各一两　　半夏　　肉果 煨[9]，各三钱 [10]　　木瓜　乌梅　藿香　丁香 各一钱[11]　　姜 七片　　枣 三枚[12]

水煎服如前法。

歌诀： 附子山萸半肉果，瓜梅丁藿二香和，再加姜枣治敦阜（土运太过曰敦阜），六甲之年土太过（甲子、甲戌、甲

---

① 附子山萸汤：《三因方》作"附子山茱萸汤"，条目下有主治病症"治肾经受湿，腹痛寒厥，足痿不收，腰脽痛，行步艰难，甚则中满，食不下，或肠鸣溏泄。"王旭高未录。

② 足痿不收：《三因方》此句后有"行善瘛，脚下痛"句。

③ 腰膝痛：《三因方》无此句。

④ 中满食减：《三因方》此句后有"四肢不举"句。

⑤ 则反溏泄肠鸣：《三因方》为"则反腹胀，溏泄肠鸣"。

⑥ 大腹肿胀：《三因方》无此句。

⑦ 太溪绝者死：《三因方》此句前有"甚则"两字。

⑧ 附子：《三因方》后有"炮"字。

⑨ 煨：《三因方》无此字。

⑩ 三钱：《三因方》作"三分"。

⑪ 各一钱：《三因方》中木瓜、乌梅各半两，丁香、藿香各一分。

⑫ 三枚：《三因方》作"一枚"。

申、甲午、甲辰、甲寅六年）。湿胜阳微脾肾伤，君以苦热酸辛佐。

方解：腹痛寒厥，足痿不收，湿伤脾肾之阳矣。经言湿胜阳微，治之以苦热酸辛。盖苦能燥湿，辛可理脾，热性刚而扶阳，酸属木而制土故也。然肾肝同处下焦，而脾与胃为表里，脾肾既受湿邪，肝胃岂无波及。故用附子之热壮肾阳，即用山萸之温养肝阳，用肉果之辛醒脾阳，即用半夏之辛和胃阳，少佐瓜梅之酸甘，制敦阜之太过，丁藿之辛香，降而湿之阴气，更加姜枣以和之，而邪有不却者乎！

四、牛膝木瓜汤①

凡遇六庚年，坚成之纪，岁金太过，燥气流行，肝木受邪，民病胁与少腹拘急痛②，目赤耳聋③，甚则咳逆④，肩背尻阴股膝胻足皆痛⑤。为火所复，则暴痛，胠胁不可转侧⑥，甚而喘咳溢血，太冲绝者死⑦。

湘亭按：民病胁与少腹拘急痛，《内经》作"民病两胁下少腹痛"。目赤耳聋，《内经》作"目赤痛，眦疡，耳无所闻"。甚

---

① 牛膝木瓜汤：《三因方》"牛膝木瓜汤"条目下有主治病症"治肝虚遇岁气，燥湿更胜，胁连小腹拘急疼痛，耳聋目赤，咳逆，肩背连尻、阴、股、膝、髀、腨、胻皆痛，悉主之。"王旭高未录。
② 民病胁与少腹拘急痛：《三因方》作"民病胁、小腹痛"。
③ 目赤耳聋：《三因方》作"目赤眦痒"。此句后有"耳无闻，体重烦冤，胸痛引背，胁满引小腹"。
④ 甚则咳逆：《三因方》作"甚则喘咳逆气"。
⑤ 肩背尻阴股膝胻足皆痛：《三因方》作"背、肩、尻、阴、股、膝、髀、腨、胻、足痛"。尻（kāo），屁股，脊骨的末端。髀（bì），股部，大腿，《淮南子·人间训》："家富良马，其子好骑，堕而折其髀"。腨（shuàn），又称腓，小腿肚，《灵枢·寒热篇》："腓者，腨也"。胻（héng），脚胫，《史记·龟策列传》："壮士斩其胻"。
⑥ 胠胁不可转侧：《三因方》作"胠胁不可反侧"。
⑦ 甚而喘咳溢血，太冲绝者死：《三因方》作"咳逆，甚而血溢太冲绝者，死"。

则咳逆，肩背尻阴股膝胻足皆痛，《内经》作"甚则喘咳逆气，肩背痛，尻阴股膝髀腨胻足皆病"。则暴痛，胠胁不可转侧，甚而喘咳溢血，《内经》作"病反暴痛，胠胁不转侧，咳逆，甚而血溢"。太冲绝者死，《内经》作"太冲绝者死不治"。

牛膝_{酒浸} 木瓜_{各一两} 炙甘草_{五钱}[①] 芍药 天麻 菟丝子_{酒浸} 枸杞子_{各三钱}[②] 黄松节_{二钱}[③] 姜_{二片}[④] 枣_{一枚} 杜仲_{姜汁炒三钱}[⑤]

煎同前法。

歌诀：牛膝木瓜杞菟草，天麻芍药仲姜枣，六庚之岁（庚午、庚辰、庚寅、庚子、庚戌、庚申六年）遇坚成（金运太过曰坚成），金行太甚肝伤燥，燥属阳邪肝主筋，舒筋养血斯方好。

方解：岁运太过，燥气伤肝，燥乃阳邪，伤肝之血，肝伤苦急，虽缓之者必以甘，而入肝者惟酸，故君牛膝、木瓜之苦酸以入肝，臣甘草之甘以缓肝，甘酸相得，便能化肝之液，以滋筋血之燥。仲景所谓"肝之病，补用酸，助用苦，益用甘味调之"是也。佐以白芍敛肝阴，天麻平肝阳，菟丝、枸杞养肝血，姜炒杜仲理肝气。盖燥气伤肝，肝之阴血急宜培，而肝之阳气不宜亢也。使以松节者，松为木长，其节多油，能祛骨节之风燥，肝属木而主筋，又同气相求之理也。统论全方，在养血以舒筋，则肝无燥急之苦矣。

---

① 五钱：《三因方》作"半两"。
② 三钱：《三因方》作"三分"。
③ 二钱：《三因方》作"三分"。
④ 姜二片：《三因方》作"姜三片"。
⑤ 姜汁炒三钱：《三因方》作"去皮，姜制，炒丝断"，用量为"三分"。

五、川连茯苓汤①

凡遇六丙年，流衍之纪，岁水太过，寒气流行，邪害心火，民病身热烦躁谵妄②，手足厥冷③，甚则腹胀大④，喘咳上气⑤，寝汗出憎风⑥。为土所复，则反腹满，肠鸣溏泄，渴妄⑦，神门绝者死⑧。

湘亭按：民病身热烦躁谵妄，手足厥冷，《内经》作"民病身热烦心躁悸，阴厥上下中寒，谵妄心痛"。甚则腹胀大，喘咳上气，《内经》作"甚则腹大胫肿喘咳"。则反腹满，肠鸣溏泄，渴妄，《内经》作"病反腹满肠鸣溏泄，食不化，渴而妄冒"。神门绝者死，《内经》作"神门绝者死不治"。

川连　茯苓各一两　麦冬　车前子⑨　通草　远志姜汁制⑩各半两　半夏　黄芩　炙甘草各一钱⑪　姜七片　枣三枚⑫

煎服同前。

歌诀：川连茯苓汤远志，车通麦夏草黄芩，纪逢六丙（丙寅、丙子、丙戌、丙申、丙午、丙辰六年）为流衍（水运太过曰流衍），寒水流行邪害心，谵妄躁烦肢厥冷，急清心主此

---

① 川连茯苓汤：《三因方》"川连茯苓汤"条目下有主治病症"治心虚为寒冷所中，身热心躁，手足反寒，心腹肿病，喘咳自汗，甚则大肠便血。"王旭高未录。
② 烦躁谵妄：《三因方》作"烦心"。
③ 手足厥冷：《三因方》无此句，而有"躁悸阴厥，上下中寒，谵妄心痛"句。
④ 腹胀大：《三因方》作"腹大"。
⑤ 喘咳上气：《三因方》作"胫肿喘咳"。
⑥ 寝汗出憎风：《三因方》中无"出"字。
⑦ 渴妄：《三因方》作"渴而妄冒"。此句前有"食不化"句。
⑧ 神门绝者死：《三因方》此句前有"甚则"两字。
⑨ 车前子：《三因方》后有"炒"字。
⑩ 姜汁制：《三因方》为"去心，姜汁制，炒"。
⑪ 一钱：《三因方》作"一分"。
⑫ 枣三枚：《三因方》作"枣一枚"。

宜斟。

方解：身热谵妄烦躁，而手足厥冷，显然君主为寒水过伏，阳气不得四布，而坐令自焚。故重用黄连之苦，急清心经之焰，内安君主。茯苓之淡，急泄流衍之水，外御客邪；麦冬、黄芩、甘草佐川连同致救焚之功；半夏、车前、通草佐茯苓共成决渎之功；远志开心窍，用姜汁制之，则能通神明而宣阳气，阳气得宣，水邪尽却，烦躁厥冷自已。

六、苁蓉牛膝汤[①]

凡遇六丁年，委和之纪，岁木不及，燥乃盛行，民病中清，胠胁小腹痛，肠鸣溏泄。为火所复，则反寒热，疮疡[②]，咳而鼽衄[③]。

湘亭按：燥乃盛行，《内经》作"燥乃大行"。胠胁小腹痛，《内经》作"胠胁痛，少腹痛"。则反寒热，疮疡，《内经》作"病寒热，疮疡，痹胗痈痤"。咳而鼽衄，《内经》作"咳而鼽"。

肉苁蓉[④]　牛膝[⑤]　木瓜[⑥]　当归　白芍　大熟地　乌梅[⑦]　炙草各等分[⑧]

煎同前法。如筋痿脚弱，加鹿角屑同煎。

歌诀：苁蓉牛膝汤熟地，归芍瓜梅炙草比，肝虚伤燥此方

---

① 苁蓉牛膝汤：《三因方》"苁蓉牛膝汤"条目下有主治病症"治肝虚为燥热所伤，胠胁并小腹痛，肠鸣溏泄，或发热，遍体疮疡，咳嗽胁满，鼻衄。"王旭高未录。
② 疮疡：《三因方》作"疮疡痤痹痈肿"。
③ 咳而鼽衄：《三因方》作"咳而鼽"。
④ 肉苁蓉：《三因方》后有"酒浸"二字。
⑤ 牛膝：《三因方》后有"酒浸"二字。
⑥ 木瓜：《三因方》后有"干"字。
⑦ 乌梅：《三因方》中剂量为半个。
⑧ 肉苁蓉……炙草各等分：《三因方》有"姜三片"。

宜，六丁之岁（丁卯、丁丑、丁亥、丁酉、丁未、丁巳六年）委和纪（木运不及曰委和），肢胁少腹悉皆疼，脚弱还加鹿角使。

方解：此与前牛膝木瓜汤大段相同，但彼因燥盛伤肝，肝血虽虚不甚，故止化肝之液，养肝之血，便可以却燥。此以肝虚伤燥，血液大亏，故用苁蓉、熟地峻补肾阴，是虚则补母之法也。

七、黄芪茯苓汤①

凡遇六癸年，伏明之纪，岁火不及，寒乃盛行，民病心胸中痛②，膺背两臂内痛③，噎塞郁冒④，暴瘖⑤；甚则髋髀痛，不能屈伸⑥。为土所复，则反溏泄肠鸣腹痛，手足痿痹，不能任身⑦。

湘亭按：寒乃盛行，《内经》作"寒乃大行"。民病心胸中痛，膺背两臂内痛，《内经》作"民病胸中痛，胁支满，两胁痛，膺背肩胛间及两臂内痛"。噎塞郁冒，《内经》作"郁冒朦昧"。暴瘖，《内经》作"心痛暴瘖"。又有"胸腹大，胁下与腰背相引而痛"句。甚则髋髀痛，不能屈伸，《内经》作"甚则屈不能伸，髋髀如别"。则反溏泄肠鸣腹痛，手足痿痹，不能任身，《内经》作"寒中肠鸣泄注，腹痛暴挛，痿痹，足不能任身"。

---

① 黄芪茯苓汤：《三因方》作"黄芪茯神汤"。条目下有主治病症"治心虚挟寒，心胸中痛，两胁连肩背，肢满噎塞，郁冒蒙昧，髋髀挛痛，不能屈伸。或下利溏泄，饮食不进，腹痛，手足痿痹，不能任身"。王旭高未录。
② 民病心胸中痛：《三因方》作"民病胸痛，胁支满"。
③ 膺背两臂内痛：《三因方》作"膺背肩胛，两臂内痛"。
④ 噎塞郁冒：《三因方》作"郁冒，蒙昧"。
⑤ 暴瘖：《三因方》作"心痛暴瘖"。
⑥ 不能屈伸：《三因方》作"甚则屈不能伸，髋髀如别"。
⑦ 则反溏泄肠鸣腹痛……不能任身：《三因方》作"则反惊溏，食饮不下，寒中肠鸣，泄注腹痛，暴挛痿痹，足不能任身"。

黄芪　茯苓^①　紫河车　远志_{姜汁炒}　苡仁^②_{生研}　人参^③_{各等}分　肉桂心^④（新增）

^⑤ 水煎服。按此汤用河车，当作丸剂为是。

歌诀：黄芪茯苓汤人参，河车远志苡仁生，岁火不足寒威盛，六癸之年（癸酉、癸未、癸巳、癸卯、癸丑、癸亥六年）是伏明（火运不及曰伏明），蒙昧心胸疼痛服，更加肉桂义尤精。

方解：心阳衰少，则君火无权，故寒邪得以侵凌而来犯。观其暴瘖蒙昧，心胸疼痛等证，不徒寒威肆虐，其义可绎思矣。方中参、芪、河车并用，大温补其气血，俾气血足而神旺，则心阳自畅。更用远、茯安神，苡仁养心，取意非不善，但不无迂缓之嫌。旭高因僭加桂心一味，以宣导诸药，启发心阳，临症取裁，是所望于君子。

八、白术厚朴汤^⑥

凡遇六己年，卑监之纪，岁土不及，风气盛行，民病飧泄，霍乱，身重腹痛^⑦，肉瞤筋瘛^⑧，善太息^⑨，不嗜食^⑩。为金所复，则

---

① 茯苓:《三因方》作"茯神"。
② 苡仁:《三因方》无此药。
③ 人参:《三因方》无此药。
④ 肉桂心:《三因方》无此药。
⑤《三因方》此方中尚有"酸枣仁""姜三片""枣一个"。
⑥ 白术厚朴汤:《三因方》"白术厚朴汤"条目下有主治病症"治脾虚风冷所伤，心腹胀满疼痛，四肢筋骨重弱，肌肉瞤动酸痛，喜怒，霍乱吐泻。或胸胁暴痛，下引小腹，善太息，食少失味。"王旭高未录。
⑦ 身重腹痛:《三因方》作"体重腹痛"。此句后有"筋骨繇并"句。
⑧ 肉瞤筋瘛:《三因方》作"肌肉瞤酸"。
⑨ 善太息:《三因方》作"善怒"。
⑩ 不嗜食:《三因方》无此句。

反胸胁暴痛，下引少腹①，善怒②，吞酸食少③。

湘亭按： 风气盛行，《内经》作"风乃大行"。肉瞤筋瘈，《内经》作"筋骨繇复，肌肉瞤酸"。吞酸食少，《内经》作"民食少失味"。

白术　厚朴④　半夏　青皮　桂心　藿香各三钱⑤　炮姜　炙草各五钱⑥　姜三片　枣二枚⑦

煎同前法。

歌诀： 白术厚朴汤藿香，青甘半夏炮干姜，桂心补火以生土，六己之年（己巳、己卯、己丑、己亥、己酉、己未六年）卑监疗（土运不及曰卑监），泄泻脾虚不嗜食，温中补土此为良。

方解： 此即六壬年苓术汤去茯苓、草果，加藿香畅脾气，桂心补土母，余则大段相同。

九、紫菀汤⑧

凡遇六乙年，从革之纪，岁金不及，炎火盛行，民病咳逆上气⑨，身热骭衄⑩，汗出，肩背臂痛⑪。为水所复，则反头脑痛及于顶⑫，发热口疮，心痛。

湘亭按： 炎火盛行，《内经》作"炎火乃行"。民病咳逆上气，

---

① 下引少腹：《三因方》作"下引小腹"。
② 善怒：《三因方》作"善太息"。
③ 吞酸食少：《三因方》作"食少失味"。此句前尚有"气客于脾"句。
④ 厚朴：《三因方》后有"姜炒"二字。
⑤ 三钱：《三因方》作"三两"。
⑥ 五钱：《三因方》作"半两"。
⑦ 枣二枚：《三因方》作"枣一枚"。
⑧ 紫菀汤：《三因方》"紫菀汤"条目下有主治病症"治肺虚感热，咳嗽喘满，自汗衄血，肩背瞀重，血便注下。或脑户连囟顶痛，发热口疮，心痛。"王旭高未录。
⑨ 民病咳逆上气：《三因方》作"民病肩背瞀重"。
⑩ 骭衄：《三因方》作"骭嚏"。
⑪ 汗出，肩背臂痛：《三因方》无此句。"骭衄"句后有"血便注下"。
⑫ 则反头脑痛及于顶：《三因方》作"则反头脑户痛，延及囟顶"。

身热胕肿，汗出，肩背臂痛，《内经》作"民病肩背瞀重，鼽嚏，血便注下"。则反头脑痛及于顶，发热口疮，心痛，《内经》作"民病口疮，甚则心痛"。

紫菀　人参　甘草　黄芪　五味子[①]　白芍[②]　杏仁　地骨皮　桑白皮各等分[③]

水煎服。

歌诀：紫菀人参味草芪，杏仁地骨芍桑皮，岁金不及名从革（金运不及曰从革），六乙之年（乙丑、乙亥、乙酉、乙未、乙巳、乙卯六年）遇此奇，上气咳喘多汗出，肺虚有火最相宜。

方解：肺位高原，职司下降，肺虚而火热乘之，则反苦气上逆。经曰："肺苦气上逆，急食苦以泄之"，故用紫菀、杏仁之苦以降气。"损其肺者益其气"，故用人参、黄芪以补气。咳逆汗多是肺气耗散矣，散者收之，故用五味、白芍以收肺，收之亦以补之也。肺之所畏者火，而所赖以生者土也，故用甘草泻心火而除烦，补脾土而生气，金有所恃矣。然恐火郁之久，金伤特甚，不能受补，而反壅气，故用骨皮、桑皮清之泻之。益知肺虚热甚之症，降气补肺，清金泻火，每相须为用也。

十、五味子汤[④]

……

以上十方，治五运大运太过不及，逆从胜复为灾者。按运

---

① 五味子：《三因方》无此药。
② 白芍：《三因方》作"白芷"。
③ 紫菀……桑白皮各等分：《三因方》有"枣一枚""姜三片"。
④ 五味子汤：按《三因方》当有六辛年之"五味子汤"，据徐湘亭整理本序言以及褚玄仁叙述，王氏弟子抄本未载此方，疑散佚。

气有三：有大运、主运、客运。

大运者，中运也，主一岁之气。如甲己之岁，土运统之；乙庚之岁，金运统之；丙辛之岁，水运统之；丁壬之岁，木运统之；戊癸之岁，火运统之是也。

主运者，如春木属角，夏火属徵，秋金属商，冬水属羽，土寄四季属宫。春必始于角，而冬则终于羽，岁岁相仍者是也。

客运者，十年一周，各以本年中运为初运，而以次相生。如甲年阳土，则太宫起初运。己年阴土，则少宫起初运。乙年阴金，则少商起初运。庚年阳金，则太商起初运。丙年阳水，则太羽起初运。辛年阴水，则少羽起初运。丁年阴木，则少角起初运。壬年阳木，则太角起初运。戊年阳火，则太徵起初运。癸年阴火，则少徵起初运。五运不同，迭相用事者是也。

三运之中，俱有太少相生之异。如甲丙戊庚壬，五太之年为阳，为太过，其数应于成。乙丁己辛癸，五少之年为阴，为不足，其数应于生。

先圣察生成之数，以求运气者，盖欲因数以占夫气化之盛衰，而示人以法阴阳，和术数，先岁气，合大和也。然而难言之矣，一岁之中，五运相推，六气相荡，运气错杂，而变各不同。如，湿挟风而化燥，风兼燥而化凉，火燔亢而生风，湿郁蒸而为热。则阴阳之消息，固难以识其微，而形象之著明，是必有可凭之理。是故执司天以求治，而其失在隘，舍司天以求治，而其失在浮。嗟乎！安得读万卷书，明阴阳者，与之共谈斯言哉！

十一、静顺汤[①]

湘亭按:《素问·五常政大论》：平气之岁，木曰敷和，火曰升明，土曰备化，金曰审平，水曰静顺。"陈无择《三因方》依据《内经》立五个方名，再加上正阳汤一方。而其主气、客气之加临，则依据《六元正纪大论》所说，分别次于各方之下，每方以节气之先后，而设加减，可见古人用方，原非执一。

治[②]辰戌之年，太阳司天，太阴在泉，气化运行先天。初之气，乃少阳相火加临厥阴风木。民病瘟疠[③]，身热头痛，呕吐，肌腠疮疡。二之气，乃阳明燥金加临少阴君火，民病气郁中满。三之气，乃太阳寒水加临少阳相火，民病寒，反热中[④]，身热瞀闷。四之气，厥阴风木加临太阴湿土，风湿交争，民病肉痿足痿[⑤]，注下赤白。五之气，少阴君火加临阳明燥金，民病郁郁不舒[⑥]。终之气，太阴湿土加临太阳寒水，民病凄惨[⑦]。治法宜用甘温平其水，酸苦补其火，折其郁气，资其化源，抑其运气，扶其不胜也[⑧]。

湘亭按: 民病瘟疠，《内经》作"民乃疠，温病乃作"。身热瞀闷，《内经》作"心热瞀闷"，句上多"痈疽注下"四字。

---

① 静顺汤:《三因方》"静顺汤"条目下有主治病症"治辰戌岁，太阳司天，太阴在泉，病身热头痛，呕吐，气郁中满，瞀闷少气，足痿，注下赤白，肌腠疮疡，发为痈疽。"王旭高略此不载。以下各方同此。
② 治:《三因方》中无此字，下同，不再出注。
③ 民病瘟疠:《三因方》作"民病瘟"。
④ 反热中:《三因方》此句后有"痈疽注下"句。
⑤ 民病肉痿足痿:《三因方》作"民病大热少气，肌肉痿，足痿"。
⑥ 民病郁郁不舒:《三因方》作"民气乃舒"。
⑦ 民病凄惨:《三因方》作"民乃凄惨孕死"。
⑧ 治法宜用甘温平其水……扶其不胜也:《三因方》此句作"治法，用甘温以平水，酸苦以补火，抑其运气，扶其不胜"。

民病肉痿足痿，《内经》作"民病大热，少气，肌肉痿，足痿"。民病郁郁不舒，《内经》作"民乃舒"；王冰注："大火临御，故万物舒荣"；《三因方》作"民气乃舒"，与《内经》同。此节作"民病郁郁不舒"，意思相反，盖王氏所改，因君火加临于燥金，势必烦躁不安，岂能再见舒适。民病凄惨，《内经》作"民乃凄惨"。

附子（辛甘热） 炮姜（苦辛温） 木瓜（酸温） 茯苓（甘淡）牛膝（苦酸） 甘草（甘平） 诃子（苦温） 防风（甘辛温）①

自大寒至春分，去附子加杞子②。

自春分至小满，依原方加杞子。

自小满至大暑，去附子、木瓜、炮姜，加人参、杞子、地榆、白芷、生姜③。

自大暑至秋分，依原方加石榴皮④。

自秋分至小雪，依原方不加减。

自小雪至大寒，去牛膝，加当归、白芍、阿胶⑤。

歌诀：静顺汤医辰戌年，太阳寒水是司天，附姜茯膝木瓜草，诃子防风八味全，随气初终加减服，扶其不胜抑其偏。

方解：按《内经》运气篇，"太阳司天，寒淫所胜。太阴在泉，湿淫所胜。"为病与此不同。其治司天之寒淫，平以辛热，佐以甘苦。治在泉之湿淫，主以苦热，佐以酸淡。立方大意即本之，此后俱仿此。

---

① 附子（辛甘热）……防风（甘辛温）：《三因方》药下载剂量，不载性味，王氏不载剂量，载性味。《三因方》中作"白茯苓 木瓜干各一两 附子炮，去皮脐 牛膝酒浸，各三分 防风去叉 诃子炮，去核 甘草炙 干姜炮，各半两"。

② 杞子：《三因方》后有"半两"。

③ 加人参……生姜：《三因方》后有"各三分"。

④ 石榴皮：《三因方》后有"半两"。

⑤ 加当归……阿胶：《三因方》后有"炒各三分"。

十二、审平汤①

治卯酉之岁，阳明司天，少阴在泉，气化运行后天。初之气，乃太阴湿土加临厥阴风木，此下克上，民病中湿②，肿胀，面目浮肿，善上气③，鼽衄，嚏欠，呕吐，小便黄赤，甚则淋。二之气，乃少阳相火加临少阴君火，民病寒热④。三之气，阳明燥金加临少阳相火，此下克上⑤，民病燥热交合，凉风间发，寒热、头痛作渴⑥。四之气，太阳寒水加临太阴湿土，此下克上⑦，民病暴仆，振栗谵妄，少气，咽干引饮，心痛，痈肿疮疡，骨痿⑧，便血。五之气，厥阴风木加临阳明燥金，民病气不和⑨。终之气，少阴君火加临太阳寒水，此下克上，民病温。治法宜咸寒以抑火，辛甘以助金，汗之、清之、散之，安其运气，适事为故⑩。

湘亭按：民病中湿，《内经》作"民病中热"。肿胀，面目浮肿，《内经》作"胀，面目浮肿"。善上气，《内经》作"善眠"。呕吐，《内经》无吐字。民病寒热，《内经》作"民善暴死"。民病燥热交合，凉风间发，寒热、头痛作渴，《内经》作"燥热交合，燥极而泽，民病寒热"。痈肿疮疡句下，《内经》多"疟寒

---

① 审平汤：《三因方》"审平汤"条目下有主治病症"治卯酉之岁，阳明司天，少阴在泉，病者中热，面浮鼻鼽，小便赤黄，甚则淋，或疠气行，善暴仆，振栗谵妄，寒疟，痈肿，便血。"王旭高略此。
② 民病中湿：《三因方》作"民病中热胀"。
③ 善上气：《三因方》作"善眠"。
④ 民病寒热：《三因方》作"此臣居君位。民病疠大至，善暴死。"
⑤ 此下克上：《三因方》无此句。
⑥ 民病……头痛作渴：《三因方》作"燥热交合，民病寒热"。
⑦ 此下克上：《三因方》作"此下土克上水"。
⑧ 骨痿：《三因方》"骨痿"前有"寒疟"二字。
⑨ 民病气不和：《三因方》作"民气和"。
⑩ 适事为故：《三因方》无此句。

之疾"一句。民病气不和,《内经》作"民病气和",《三因方》亦作"民气和",此乃相沿而误,故王氏改正之。民病温,《内经》作"民乃康平,其病温",盖民乃康平句为衍文,《三因方》删之,改为"民病温",王氏从之。

天冬（甘寒） 远志（苦辛温） 白术（苦甘温） 白芍（苦酸寒） 檀香①（辛温） 山萸（酸微温） 炙甘草（甘微温） 生姜（辛温）②

自大寒至春分,加茯苓、半夏、紫苏③。

自春分至小满,加兀参、白薇④。

自小满至大暑,去远志、白术、山萸,加丹参、泽泻⑤。

自大暑至秋分,去远志、白术,加酸枣仁、车前子⑥。

自秋分至小雪,依原方。

自小雪至大寒,依原方。

歌诀： 审平汤方治燥淫,司天卯酉属阳明,檀香远志山萸肉,白术天麦芍药并,甘草生姜同入剂,扶金抑火令其平。

方解： 按方下原注云："宜咸寒以抑火,辛甘以助金",而方中无咸寒之药,何也?《内经》"阳明司天,燥淫所胜。少阴在泉,热淫所胜"。为病与此不同。其治司天之燥淫,主以苦温,佐以酸辛。治在泉之热淫,主以咸寒,佐以甘苦。细绎其

---

① 檀香:《三因方》为紫檀香,《别录》名之紫真檀,味咸,微寒。《本草纲目》载:白旃檀,辛、温、无毒。紫檀,咸、微寒、无毒。按照王氏所录性味及其在方解中"而方中无咸寒之药",其用当为白檀。

② 天冬（甘寒）……生姜（辛温）:《三因方》作"远志去心,姜汁炒　紫檀香各一两　天门冬去心　山茱萸各三分　白术　白芍　甘草炙　生姜各半两"。

③ 自大寒至春分,加茯苓、半夏、紫苏:《三因方》有"生姜半两"。

④ 白薇:《三因方》后有"各半两"。

⑤ 加丹参、泽泻:《三因方》后有"各半两"。

⑥ 加酸枣仁、车前子:《三因方》后有"各半两"。

义，亦不外五行生克之理。

十三、升明汤 [①]

治寅申之岁，少阳司天 [②]，厥阴在泉 [③]，气化运行先天。初之气，少阴君火加临厥阴风木 [④]，民病气怫于上 [⑤]，血溢目赤，咳逆头痛，血崩，胁痛，肤腠生疮 [⑥]。二之气，太阴湿土加临少阴君火 [⑦]，民病热郁，咳逆呕吐，胸臆不利 [⑧]，头痛、身热、昏愦，脓疮。三之气，少阳相火加临少阳相火 [⑨]，民病热中，耳聋目瞑 [⑩]，血溢疮疡 [⑪]，咳血衄衄 [⑫]，渴欠 [⑬]，喉痹，目赤，善暴死。四之气，阳明燥金加临太阴湿土 [⑭]，民病胁胸支满 [⑮]，身重。五之气，太阳寒水加临阳明燥金 [⑯]，民病避寒邪，君子周密。终之气，厥阴风木加临太阳寒水 [⑰]，民病关闭不禁 [⑱]，心痛，阳气不藏而咳。法宜

---

① 升明汤：《三因方》"升明汤"条目下有主治病症"治寅申之岁，少阳相火司天，厥阴风木在泉，病者气郁热，血溢目赤，咳逆头痛，胁满呕吐，胸臆不利，聋瞑渴，身重心痛，阳气不藏，疮疡烦躁。"王旭高略此不载。
② 少阳司天：《三因方》作"少阳相火司天"。
③ 厥阴在泉：《三因方》作"厥阴风木在泉"。
④ 少阴君火加临厥阴风木：《三因方》作"少阴君火加厥阴木"。
⑤ 民病气怫于上：《三因方》作"民病温，气拂于上"。
⑥ 肌腠生疮：《三因方》作"肌腠中疮"。
⑦ 太阴湿土加临少阴君火：《三因方》作"太阴土加少阴火"。
⑧ 胸臆不利：《三因方》作"胸嗌不利"。
⑨ 少阳相火加临少阳相火：《三因方》作"少阳相火加相火"。
⑩ 耳聋目瞑：《三因方》作"聋瞑"。
⑪ 血溢疮疡：《三因方》作"血溢脓疮"。
⑫ 咳血衄衄：《三因方》作"咳呕衄衄"。
⑬ 渴欠：《三因方》作"渴，嚏欠"。
⑭ 阳明燥金加临太阴湿土：《三因方》作"阳明金加太阴土"。
⑮ 民病胁胸支满：《三因方》作"民病满"。
⑯ 太阳寒水加临阳明燥金：《三因方》作"太阳水加阳明金"。
⑰ 厥阴风木加临太阳寒水：《三因方》作"厥阴木加太阳水"。
⑱ 民病关闭不禁：《三因方》作"民病开禁不闭"。

咸寒平其上，辛温治其下①，渗之②，泄之，渍之，发之。

湘亭按：胁痛，《内经》作"胁满"。肤腠生疮，《内经》作"肤腠中疮"。民病热郁，《内经》作"其病热郁于上"。胸臆不利，《内经》作"胸嗌不利"。耳聋目瞑，血溢疮疡，《内经》作"聋瞑，血溢脓疮"。咳血，《内经》作"咳呕"。渴欠，《内经》作"渴嚏欠"。民病胁胸支满，《内经》作"其病满"。

酸枣仁（甘酸）　蔷薇③（甘苦微寒）　生姜（辛温）　半夏（辛温）　青皮（辛酸）　紫檀香（辛温）　炙草（甘平）　车前子（甘淡微寒）④

自大寒至春分，加白薇、玄参⑤。

自春分至小满，加丁香⑥。

自小满至大暑，加漏芦、升麻、赤芍⑦。

自大暑至秋分，加茯苓⑧。

自秋分至小雪，依原方。

自小雪至大寒，加五味子⑨。

歌诀：升明汤治寅申岁，相火司天木在泉，酸枣蔷薇青与草，檀香姜夏共车前。

方解：按原注云：咸寒平其上，而方中仍无咸寒之药。惟加减法有白薇、玄参，正是咸寒之味。所谓平其上者，司天之

---

① 辛温治其下：《三因方》作"辛温治其内"。

② 渗之：《三因方》作"宜酸渗之"。

③ 蔷薇：《三因方》作"蔷蘼"，缪问《三因司天方》作"蔷薇"。

④ 酸枣仁（甘酸）……车前子（甘淡微寒）：《三因方》作"紫檀香　车前子炒　青皮　半夏汤洗　酸枣仁　蔷薇　生姜　甘草炙，各半两"。

⑤ 加白薇、玄参：《三因方》后有"各半两"。

⑥ 丁香：《三因方》后有"一钱"。

⑦ 加漏芦……赤芍：《三因方》后有"各半两"。

⑧ 茯苓：《三因方》后有"半两"。

⑨ 五味子：《三因方》后有"半两"。

气，主上半年也。《内经》少阳司天，火淫所胜，厥阴在泉，风淫所胜，与此为病不同。其治司天之火淫，主以咸寒，佐以苦甘，则与此略同。其治在泉之风淫，主以辛凉，佐以苦甘，而此方云辛温，则不同矣。

十四、备化汤[①]

治丑未之岁，太阴司天[②]，太阳在泉[③]，气化运行先天。初之气，厥阴风木加临厥阴风木[④]，民病血溢，经络拘强，关节不利，身重脚弱[⑤]。二之气，少阴君火加临少阴君火[⑥]，民病温疠盛行，远近咸若。三之气，太阴湿土加临少阳相火[⑦]，民病身重胕肿，胸腹满。四之气，少阳相火加临太阴湿土[⑧]，民病腠理热，血暴溢，心腹胀满，寒疟，甚则胕肿[⑨]。五之气，阳明燥金加临阳明燥金[⑩]，民病皮肤寒气及体。终之气，太阳寒水加临太阳寒水[⑪]，民病关节禁固，腰椎痛[⑫]。治法宜酸苦以平其上[⑬]，甘温以治其下，以苦燥之、温之，甚则发之、泄之，赞其阳火，令御其寒。

湘亭按：身重脚弱，《内经》作"身重筋痿"。盛行，《内经》

---

① 备化汤：《三因方》"备化汤"条目下有主治病症"治丑未之岁，太阴湿土司天，太阳寒水在泉，病者关节不利，筋脉拘急，身重萎弱，或温疠盛行，远近咸若，或胸腹满闷，甚则浮肿，寒疟血溢，腰脽痛。"王旭高略此不载。
② 太阴司天：《三因方》作"太阴湿土司天"。
③ 太阳在泉：《三因方》作"太阳寒水在泉"。
④ 厥阴风木加临厥阴风木：《三因方》作"厥阴风木加风木"。
⑤ 身重脚弱：《三因方》作"身重筋痿"。
⑥ 少阴君火加临少阴君火：《三因方》作"大火正，乃少阴君火加君火"。
⑦ 太阴湿土加临少阳相火：《三因方》作"太阴湿土加少阳火"。
⑧ 少阳相火加临太阴湿土：《三因方》作"少阳相火加太阴土"。
⑨ 心腹胀满，寒疟，甚则胕肿：《三因方》作"疟，心腹䐜胀，甚则浮肿"。
⑩ 阳明燥金加临阳明燥金：《三因方》作"阳明燥金加阳明燥金"。
⑪ 太阳寒水加临太阳寒水：《三因方》作"太阳寒水加寒水"。
⑫ 腰椎痛：《三因方》作"腰脽痛"。
⑬ 治法宜酸苦以平其上：《三因方》无"苦"字。

作"大行"。心腹胀满，寒疟，《内经》作"疟，心腹满热，胪胀"。民病皮肤寒气及体，《内经》作"民病皮腠"。

木瓜（酸温） 茯神（甘淡） 牛膝（苦酸） 附子（苦辛热） 地黄（甘寒） 覆盆子（甘温） 甘草（甘平） 生姜（辛温）[①]

自大寒至春分，依原文[②]。

春分至小满，去附子，加天麻、防风[③]。

自小满至大暑，加泽泻[④]。

自大暑至秋分、小雪、大寒[⑤]，并依原方。

歌诀· 备化汤宁临丑未，司天湿土太阴居，覆盆茯膝瓜甘地，赞火御寒姜附胥。

方解:《内经》："太阴司天，湿淫所胜，太阳在泉，寒淫所胜。"为病与此大不同。其治司天之湿淫，主以苦温，佐以酸辛。湿上甚而为热，则佐以甘辛，以汗为故而止也。其治在泉之寒淫，主以甘热，佐以苦辛。而此云，酸苦以平其上、甘温以治其下，正与经文相合处。

十五、正阳汤[⑥]

治子午之岁，少阴司天，阳明在泉，气化运行先天。初

---

① 木瓜……生姜（辛温）:《三因方》作"木瓜干 茯神去木各一两 牛膝酒浸 附子炮，去皮脐各三分 熟地黄 覆盆子各半两 甘草一分 生姜三分"。

② 依原文:《三因方》作"依正方"。

③ 加天麻、防风:《三因方》后有"各半两"。

④ 泽泻:《三因方》后有"三分"。

⑤ 自大暑至秋分、小雪、大寒:《三因方》作"自大暑直至大寒"。实际上此段包括，"自大暑至秋分""自秋分至小雪""自小雪至大寒"，即四之气、五之气、终之气三个时段。

⑥ 正阳汤:《三因方》"正阳汤"条目下有主治病症"治子午之岁，少阴君火司天，阳明燥金在泉，病者关节禁固，腰痛，气郁热，小便淋，目赤心痛，寒热更作，咳喘。或鼻鼽，嗌咽吐饮，发黄瘅，喘，甚则连小腹而作寒中，悉主之。"王旭高略此不载。

之气，乃太阳寒水加临厥阴风木，民病关节禁固，腰椎痛[①]，中外皆疮疡。二之气，厥阴风木加临少阴君火，民病淋，目赤，气郁而热。三之气，少阴君火加临少阳相火，民病热厥心痛，寒热更作，咳喘，目赤。四之气，太阴湿土加临太阴湿土，民病黄疸，衄衊，呕吐[②]。五之气，少阳相火加临阳明燥金，民病乃安[③]，邪复至，春为疟[④]。终之气，阳明燥金加临太阳寒水，民病上肿，咳喘，甚则血溢，下连少腹，而作寒中。治法宜咸以平其上，苦热以治其下[⑤]，咸以耎之，苦以发之，酸以收之。

湘亭按：目赤，气郁而热，《内经》作"目瞑、目赤、气郁于上而热"。民病热厥心痛，《内经》作"民病气厥心痛"。民病黄疸，衄衊，呕吐，《内经》作"民病寒热，嗌干，黄疸，衄衊，饮发"。民病乃安，邪复至，春为疟，《内经》作"民乃康，其病温"。《三因方》只有"民乃康"一句。民病上肿，《内经》作"肿于上"。下连少腹，而作寒中，《内经》作"病生皮腠，内舍于胁，下连少腹，而作寒中"。苦热以治其下，《三因方》中下作"内"。

白薇（咸寒）　玄参（咸苦寒）　川芎（辛甘温）　当归（辛甘温）　桑白皮（甘寒）　白芍（酸寒）　旋覆花（咸辛）　甘草（甘平）　生姜（辛温）[⑥]

---

① 腰椎痛：《三因方》作"腰䯒痛"。
② 呕吐：《三因方》作"嗌干吐饮"。
③ 民病乃安：《三因方》作"民乃康"。
④ 邪复至，春为疟：《三因方》无此句。
⑤ 苦热以治其下：《三因方》作"苦热以治其内"。
⑥ 白薇……生姜（辛温）：《三因方》作"白薇　玄参　川芎　桑白皮炙　当归　芍药　旋覆花　甘草炙　生姜各半两"。

自大寒至春分，加杏仁、升麻①。

自春分至小满，加茯苓、车前子②。

自小满至大暑，加杏仁、麻仁③。

自大暑至秋分，加荆芥、茵陈蒿④。

自秋分至小雪，依原方。

自小雪至大寒，加杜苏子⑤。

歌诀： 正阳汤里咸酸苦，君火司天交子午，旋覆玄参桑白薇，芎归芍草姜同取。

方解·《内经》："少阴司天，热淫所胜，治以咸寒，佐以甘苦，以酸收之。""阳明在泉，燥淫所胜，治以苦温，佐以甘辛，以苦下之。"此方治法，皆合经旨。惟以苦发之之句，见少阴在泉治法中，少阴司天无此句。（按此句原本于《六元正纪大论》所云："甚则以苦发之，以酸收之，而安其下。"）

十六、敷和汤⑥

治巳亥之岁，厥阴司天，少阳在泉，气化运行后天。初之气，乃阳明燥金加临厥阴风木⑦，民病寒，于右胁下痛。二之气，太阳寒水加临少阴君火⑧，民病热中。三之气，厥阴风木加临少

---

① 加杏仁、升麻：《三因方》后有"各半两"。
② 加茯苓、车前子：《三因方》后有"各半两"。
③ 加杏仁、麻仁：《三因方》后有"各一分"。
④ 加荆芥、茵陈蒿：《三因方》后有"各一分"。
⑤ 杜苏子：《三因方》作"紫苏子半两"。
⑥ 敷和汤：《三因方》"敷和汤"条目下有主治病症"治巳亥之岁，厥阴风木司天，少阳相火在泉，病者中热，而反右胁下寒，耳鸣，泪出，掉眩，燥湿相搏，民病黄瘅，浮肿，时作温疬。"王旭高略此不载。
⑦ 乃阳明燥金加临厥阴风木：《三因方》作"阳明金加厥阴木"。
⑧ 太阳寒水加临少阴君火：《三因方》作"太阳水加少阴火"。

阳相火①，民病泪出，耳鸣掉眩。四之气，少阴君火加临太阴湿土②，民病黄疸跗肿。五之气，太阴湿土加临阳明燥金③，燥湿相胜，寒气及体。终之气，少阳相火加临太阳寒水④，此下水克上火，民病瘟疬。治法宜用辛凉平其上，咸寒调其下，畏火之气，无妄犯之。

湘亭按：民病寒，于右胁下痛，《内经》作"民病寒于右之下"，《三因方》原作"民病寒于右胁下"。《内经》右下脱胁字，而本文作"民病寒，于右胁下痛"，似更具体。

半夏（辛温）　枣仁（甘酸）　五味（甘酸）　炮姜（苦辛）枳实（苦辛）　茯苓（甘淡）　诃子（苦温）　橘皮（辛甘）　炙甘草（甘平）⑤

自大寒至春分，加牛蒡子⑥。

自春分至小满，加麦冬、山药⑦。

自小满至大暑，加紫菀⑧。

自大暑至秋分，加泽泻、山栀⑨。

自秋分至小雪、大寒，并依原方。

歌诀：厥阴巳亥用敷和，风木司天土病多（《内经》：厥阴风木司天，脾胃之病为多），橘半草苓姜味枳，枣仁诃子九般哦。

---

① 厥阴风木加临少阳相火：《三因方》作"厥阴木加少阳火"。
② 少阴君火加临太阴湿土：《三因方》作"少阴火加太阴土"。
③ 太阴湿土加临阳明燥金：《三因方》作"太阴土加阳明金"。
④ 少阳相火加临太阳寒水：《三因方》作"少阳火加太阳水"。
⑤ 半夏……炙甘草（甘平）：《三因方》作"半夏汤洗　枣子　五味子　枳实麸炒　茯苓　诃子炮，去核　干姜炮　橘皮　甘草炙各半两"。
⑥ 牛蒡子：《三因方》作"鼠粘子一分"。
⑦ 加麦冬、山药：《三因方》后有"各一分"。
⑧ 紫菀：《三因方》后有"一分"。
⑨ 加泽泻、山栀：《三因方》后有"各一分"。

　　方解:《内经》:"厥阴司天，风淫所胜，治以辛凉，佐以苦甘""少阳在泉，火淫所胜，治以咸冷，佐以苦辛"。此方辛凉咸寒，在加减法中，而不入正方，正方九味，多是温中补土益肺之药。盖木盛者土必衰，培土生金，正所以抑木也。

　　以上六方，治六气之客气为病者，客气迁移，故法有加减。其方意深奥，有与病相合者，有与病不相合者，若必欲为强解，未免昧心诬圣，宁阙其义，以俟明者。

　　按六气有二:一曰主气，一曰客气。主气者，节有常期，岁有常令，凡一岁之气，始于大寒日，交风木之初气;次至春分日，交君火之二气;次至小满日，交相火之三气;次至大暑日，交湿土之四气;次至秋分日，交燥金之五气;次至小雪日，交寒水之终气。每气各主六十日八十七刻半。

　　客气者，三阴三阳之气，更迭主时，而行天令，以加临于主气之上，而为一岁之变化。如子午年，则太阳寒水为初气;丑未年，则厥阴风木为初气;寅申年，则少阴君火为初气;卯酉年，则太阴湿土为初气;辰戌年，则少阳相火为初气;巳亥年，则阳明燥金为初气。以次而转，余可类推。

　　然主气以五行相生为序，故太阴湿土居少阳相火之后。客气以三阴三阳先后之数为序，故太阴湿土居少阳相火之前也。凡客气所至，则有寒暑燥湿风火非常之变，故冬有烁石之热，夏有凄沧之凉。和则生化，不和则为灾伤，此盖客气所加，乃为胜制郁发之变耳。①

　　总而言之，司天通主上半年，在泉通主下半年。析而言之，

---

① 然主气……之变耳:此段语出《内经附翼·论客气》，原文"凡客令所至，则有寒暑燥湿风火非常之化，故冬有烁石之热，夏有凄之凉，和则为生化，不和则为灾伤，此盖以客气所加，乃为胜制郁发之变耳。"

六气各有所主，非其位则邪，当其位则正①，气相得则微，不相得则甚，千变万化，何有穷尽。

上凡一十六方，不过示人以规矩耳。病有万变，药亦万变，圆机之士，不须余赘矣。

---

① 非其位则邪，当其位则正：该句出自《素问·五运行大论》，原文为："五气更立，各有所先，非其位则邪，当其位则正"。

附　　方

五瘟丹 ①（《韩氏医通》治瘟疫）

甘草（甲己年土运，甘草为君）　黄芩（乙庚年金运，黄芩为君）　黄柏（丙辛年水运，黄柏为君）　栀子（丁壬年木运，栀子为君）　黄连（戊癸年火运，黄连为君）　紫苏　香附

十十味，俱生用，各等分，凡为君者多一倍（如甲己年甘草二两，余各一两）。于冬至日择净室，避妇女、鸡、犬，研为末，用锦文大黄二两，浓煎去渣熬膏和药为丸。如嫌干，少加蒸饼糊捣丸，如弹子大，朱砂、雄黄为衣，再加金箔外护。凡病瘟疫，用一丸，冷水磨服。并治诸疮肿毒，以此外敷，无不神效。

歌诀：五瘟丹紫苏香附，黄柏芩连栀草临，大黄煮计丸如弹，外护雄朱更贴金。甲己之年君甘草，丁壬栀子乙庚芩，戊癸黄连丙辛柏，除却为君等分饮。

方解：旭高曰：运气错杂，不得其正，人在气交之中，受其不正之气，则瘟病生。瘟之为病，虽有五运之分，要皆必有热毒。盖瘟疠郁蒸则成热，互相传染则成毒也。故喻嘉言、张路玉、叶天士辈，治疗瘟疫，清理三焦，均必佐以解毒。此方即黄连解毒汤合香附饮加味为丸，其分两则随五运而增减，以治五种瘟疫，义亦精矣。

盖香附、紫苏，芳香辛散，足以辟邪，朱砂、雄黄、金箔，

① 五瘟丹：方出韩懋《韩氏医通》卷下，又名运气五瘟丹，主治天行瘟疫。

得天地阴阳精灵之气，足以正不正之气，余五味，总言其功，清热解毒，分言其妙，则甘草入脾，用以为君，能领诸药，泻土中之火。黄芩入肺，用以为君，能领诸药泻金中之火。故甲己土运，甘草为君；乙庚金运，黄芩为君。余可类推矣。

姜桂汤 [①]（《古方选注》）

治戊午年，少阴君火，太乙天符岁会，民病无论三因，舌苔尽白，火胜水复，宜此治之。

老生姜汁_{三钱冲}　肉桂_{二钱四分去皮}　人参_{三钱}　当归_{二钱四分}　南枣_{三枚}

水二钟，煎八分，冲入姜汁，分三服，随时服。

歌诀：姜桂汤用姜汁桂，人参南枣当归继，太乙天符戊午年（天符者，中运与司天相符也。太乙者，戊为火运，午为火支，又值少阴君火司天，三火相合，故曰太乙天符也），火亢害则水承制（《经》曰："亢则害，承乃制"，谓火极反兼水化也）无论三因（内因、外因、不内外因）舌白苔，宜此通营以泄卫，一隅三反望后贤，莫谓司天无足系。

方解：王晋三曰："伤寒脏结症，舌上白苔滑者难治，戒之不可攻。而《舌鉴》论白苔十九症，皆用汗下辛热之法。余阅历多年，未有能治之者。戊午岁，少阴君火，太乙天符，自春徂[②]秋，民病无论三因，舌胎白者居多，有白滑、白屑、白粉之异，原其义，即《至真要论》热胜寒复，热极反兼胜己之化也。用炮姜、附子，则白胎厚而液燥，用芩、连，则手足冷而阳脱。余寻思舌为心之外候，其色当赤，白为肺之色，反加心火之上，

---

① 姜桂汤：方出清·王子接《绛雪园古方选注》中卷·内科九方。
② 徂（cú）：往。《尔雅》：徂，往也。

是侮其所胜，显系寒邪入肺，郁蒸见于舌，是卫实营虚。乃以大剂生姜汁泄卫，肉桂通营，人参、当归、南枣助营卫之正气，服之皆应手而愈。名之曰姜桂汤，宗仲景心营肺卫立方也。"

旭高按：王氏此方，不从《内经》六淫治例，而别出心裁，又与司天胜复之义吻合。盖少阴司天，热淫寒复，即不当从热淫起见，当以寒淫为治。《经》曰："寒淫于内，治以甘热，佐以苦辛"此法是矣。举一三反，是望后贤，莫谓司天一道，与药无关，而勿之思也。

附：司天运气图歌

司天运气，最难明畅。司天有左右间气之别，天符岁会之殊。五运有主客之异，六气亦有主客之分。《内经》言之虽详，而初学之家，终莫知其要领。今特绘图于下，使观者一览分明，且系之以歌，便于记诵，为补岂浅鲜哉！

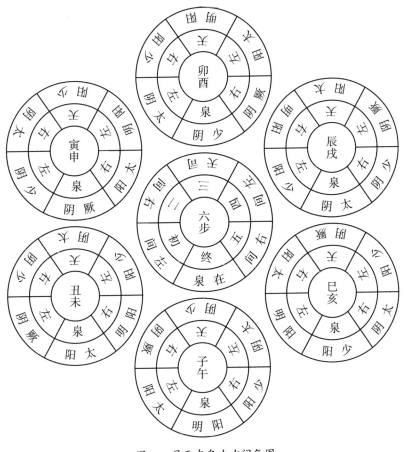

图一　司天在泉左右间气图

司天歌

子午少阴为君火，丑未太阴临湿土，寅申少阳相火王，卯酉阳明燥金所，辰戌太阳寒水边，巳亥厥阴风木主，初气起地之左间，司天在泉对面数。

解释：司天在泉四间气者，客气之六步也。凡主岁者为司天，位当三之气。司天之下相对者为在泉，位当终之气。司天之左为天之左间，右为天之右间；在泉之左为地之左间，右为地之右间。每岁客气，始于司天前二位，乃地之左间，是为初气，以至二气、三气，而终于在泉之六气。每客各主一步。

故《六微旨大论》曰："天道六六之节，上下有位，左右有纪。故少阳之右，阳明治之；阳明之右，太阳治之；太阳之右，厥阴治之；厥阴之右，少阴治之；少阴之右，太阴治之；太阴之右，少阳治之。"此言客气阴阳之次序也。

然司天通主上半年，在泉通主下半年。故又曰："岁半以前，天气主之。岁半以下，地气主之"①也。

主运歌

主运初角终于羽，太少相生五音谱。木为初运大寒交，火二春分十三数，土三芒种后十日，金四处暑七日取，水为终运立冬交，冬后四日交之部，每运七十三日零，共得三百六十五。

解释：假如甲年为阳土，运属太宫用事，而上推至初运之角，则其生太宫者，少徵也；生少徵者，太角也。是以甲之主运起太角，太少相生，而终于太羽。余年仿此。此为每岁之常

---

① 岁半以前，天气主之。岁半以下，地气主之：此句出自于《素问·六元正纪大论》，原文为："岁半以前，天气主之；岁半以后，地气主之。"

令也。

《六元正纪大论》曰："夫五运之化，或从天气，或逆天气，或从天气而逆地气，或从地气而逆天气，或相得，或不相得。"又曰："先立其年，以明其气。金木水火土，运气之数。风寒暑湿燥火，临御之纪。则天地可见，民病可调。"此经文明言五运之化有常数，主客之运有逆顺也。盖六气有主客，五运亦有主客。主运皆起于角，而以次下生。每岁三百六十五刻，以五分之，则每运得七十三日零五刻也。

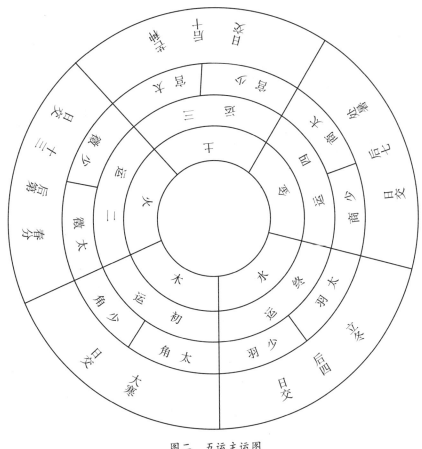

图二　五运主运图

客运歌

十干客运何行起，甲己之年初运宫，乙庚商兮丙辛羽，丁壬角与主相同（丁壬客运初于角，与主运同），戊癸以徵为初运，太少相生直至终。

解释： 客运者，亦一年五步，每步各得七十三日零五刻，五运以土为尊，故甲己年起于土运，甲属阳土为太宫，己属阴土为少宫。故甲年则太宫为初运，太生少，故少商为二运；少又生太，故太羽为二运；太又生少，故少角为四运；少又生太，故太徵为终运。

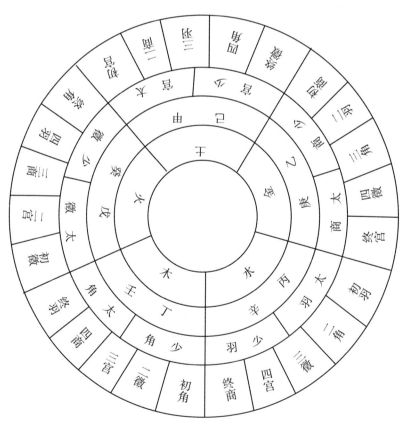

图三　五运客运图

己年则少宫阴土为初运，少宫生太商为二运；太商生少羽为三运；少羽生太角为四运；太角生少徵为终运。①

太少相生，凡十年一主令，而竟天干也。但主运必春始于角，而终于羽。客运则以本年中运为初运，而以次相生。此主运、客运之所以有异也。客运加于主运之上，有生克邪正之变，而病作矣。

主气歌

主气分布主四时，岁岁如常故曰主。厥阴风木大寒初，少阴君火春分二，少阳相火小满三，太阴湿土大暑四，秋分交着五之气，五气阳明燥金是，节交小雪六气周，太阳寒水终之次。

解释： 四时六气，节有常期。温暑凉寒，岁有常令。每气各主六十日八十七刻半，是谓六步。每步中各有节序四气，是为二十四气，而所以节分六步者也。总六步而得三百六十五日二十五刻，以成一岁。

故《六微旨大论》曰："显明之右，君火之位也。君火之右，退行一步，相火治之。复行一步，土气治之。复行一步，金气治之。复行一步，水气治之。复行一步，木气治之。"正以言六步之主气也。

---

① 己年……终运：此句以己年为例，阐述客运的推算。是在每年值年大运（亦称中运）的基础上进行的，即每年值年大运就是当年客运的初运。客运的初运按照当年大运确定后，便循着五行太少相生的次序，分作五步推算，每步约为七十三日零五刻，与主运的交运时间同，与主运相对，逐岁变迁，十年一周。如，丁年岁运少角，客运初运少角，二运太徵，三运少宫，四运太商，五运少羽。但是，客运相生的原则并非一概以迄终运，太少相生的原则应在同一个五行相生次序里。如，甲年为岁运为太宫，客运初运太宫，二运少商，三运太羽，四运太角，五运少徵；己年的岁运为少宫，客运初运少宫，二运太商，三运少羽，四运少角，五运太徵。

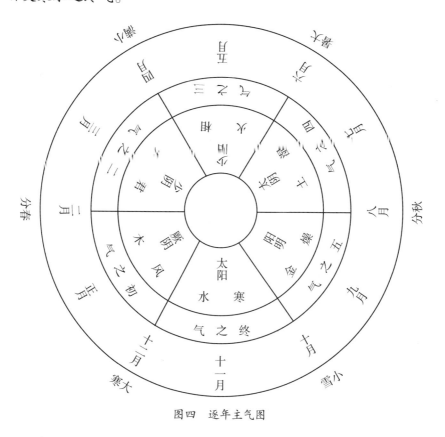

大寒日交风木之初气，春分日交君火之二气，小满日交相火之三气，大暑日交湿土之四气，秋分日交燥金之五气，小雪日交寒水之终气。

图四　逐年主气图

客气歌

逐年客气加临异，不与年常主气比。子午之年寒水初，木二火三土居四，相火五分燥金终，仿此推之理一致。

丑未初气风木同，寅申初气君火主，卯酉初气湿土临，辰戌初气相火至，巳亥初气属燥金，六载一周终复始。

一言重复告君知，湿土相火更位次，主为地气分五行，土居火后相生理；客为天气法阴阳，土在火先此所以。

客气加临无定时，主但奉行天令耳。故凡主客气相临，有胜无复须当视。司天克运其病徐，运克司天其病厉。

利害攸关运气多，古来谁把南针指，《类经图翼》颇精详，余作斯歌得其旨。

解释： 如子午年，则太阳为初气，厥阴为二气，少阴值司天为三气，太阴为四气，少阳为为五气，阳明为终气。

丑未年，则厥阴为初气，以次为转，余年可仿此类推矣。主气以风木为初气，此丑未年之客气，亦风木为初气，与主气同也。

主气者，地气也，在地成形，静而守位，谓木火土金水分主四时，而司地化，以为春夏秋冬岁之常令者是也。然主气以五行相生为序，而太阴土所以居少阳火之后也。

客气者，天气也，在天为气，动而不息，乃为天之阴阳，分司天在泉左右四间之六气者是也。故三阳三阴之气，更迭主时，而行天令，以加临于主气之上，而为一岁之变化。然客气以阴阳先后之数为序，故太阴土所以居少阳火之前也。

客气为先天之气，主气为后天之气，先天而天勿违，后天而奉天时，故客气有不时之加临，而主气则只当奉行天令耳。客气加临于主气之上，但有客气之胜，而无主气之复，正以主气奉行天令故也。

司天在上，在泉在下，中运居中，通主一岁。如司天克中运，谓之以上临下，其病徐而微。运气克司天，谓之以下临上，其病暴而甚。[①]

假如庚午年，少阴君火司天，而中运属金是也。假如丙子

---

① 司天在上，在泉在下……其病暴而甚：此段原在"假如庚午年，少阴君火司天，而中运属金是也"后，当为错简，据医理文义改之。

年，少阴君火司天，而中运属水是也。上临下为顺，故病轻。下临上为逆，故病重。在泉亦然。

张介宾《类经图翼》，论运气甚详，此歌多集其义。

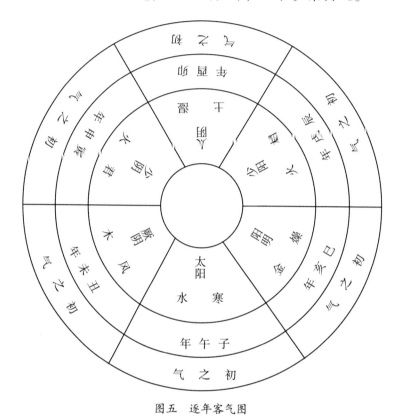

图五　逐年客气图

天符岁会总歌

天符中运同天气，太乙全兼运会支，岁会运支须四正，

辰戌丑未亦相宜，同天同岁泉同运，阴岁阳天不必疑。

解释：天符者，中运与司天相符也。如木运之岁，上见厥阴；火运之岁，上见少阳、少阴；土运之岁，上见太阴；金运之岁，上见阳明；水运之岁，上见太阳者是也。

太乙天符者，如戊午年，以火运火支，又见少阴君火司天，是天气、运气、岁支三者俱会，乃为太乙天符也。

岁会者，乃中运之气，与岁支相同者是也。如木运临卯，火运临午，土运临四季，金运临酉，水运临子，所谓岁会，气之平也。不分阴年阳年，但取四正之支，与运相合，乃为四直承岁，四正支者，子午卯酉是也。如辰戌丑未四年，上无定位，寄旺于四时之末，各十八日有奇，则亦通论岁值也。

同天符，同岁会者，中运之气，与在泉相合也。阳年曰同天符，阴年曰同岁会。如甲辰年阳土运，而太阴在泉，则为同天符。癸卯年阴火运，而少阴在泉，则为同岁会。

又：天符[①] 歌

执法天符十二年，若除太乙八年编（观天符图自明），丙辰丙戌兼丁巳，丁亥还同戊子联，戊寅戊申更乙卯，中其邪者速危传。

解释：经曰："天符为执法"[②]，共十二年。经曰："中执法者，其病速而危。"[②] 以执法者之权重也。

---

① 天符：运气术语，《素问·六元正纪大论》说："五运行同天化者，命曰天符"，指该年岁运的五行属性与司天之气五行属性相同。《素问·六微旨大论》曰："帝曰：土运之岁，上见太阴；火运之岁，上见少阳、少阴；金运之岁，上见阳明；木运之岁，上见厥阴；水运之岁，上见太阳，奈何？岐伯曰：天之与会也，故《天元册》曰天符。"在六十甲子年中，符合天符年共有十二年。即：乙卯、乙酉，岁运是金运，司天是阳明燥金；丙辰、丙戌，岁运是水运，司天是太阳寒水；丁巳、丁亥，岁运是木运，司天是厥阴风木；戊子、戊午、戊寅、戊申，岁运是火运，司天是少阳相火、少阴君火；己丑、己未，岁运属土，司天是太阴湿土。

② "天符为执法"以及"中执法者，其病速而危"：语出《素问·六微旨大论篇》，原文为："天符为执法，岁会为行令，太一天符为贵人……中执法者，其病速而危；中行令者，其病徐而持；中贵人者，其病暴而死。"

又：太乙天符①歌

太乙天符为贵人，戊午己丑己未辰，更同乙酉年凡四，若中其邪暴丧身。

解释：经曰："太乙天符为贵人，中贵人者，其病暴而死"，以三气皆伤故也。

又：岁会②歌

经云岁会为行令，内子年同丁卯春，又有甲辰与甲戌，中伤行令病徐循。

解释：岁会共计十八年，而四年同于天符，是即太乙天符也，故止四年为真岁会。经曰："岁会为行令，中其令者，其病徐而持。"以行令者之权轻也。

---

① 太乙天符：运气术语，即既为天符又为岁会的年份。即该年岁运的五行属性、司天之气的五行属性及年支的五行方位属性相同的年份，即《素问·天元纪大论》所说"三合为治"。在六十甲子年中，太乙天符年有四年，即戊午、乙酉、己丑、己未四年。例如，己未年，己为土运，未为太阴湿土司天，岁支未的五行方位属性为中央，这既是岁运（土）与司天之气（土）同气的天符年，又是岁运（土）与岁支（土）同气居于中央的岁会年。戊午、乙酉、己丑皆为岁运，司天与岁支三者五行属性相同。

② 岁会：运气术语，即指岁运的五行属性与该年年支的五行方位相同。《素问·六微旨大论》云："木运临卯，火运临午，土运临四季，金运临酉，水运临子，所谓岁会，气之平也。"在六十甲子年中，岁会年有八年。因子、午、卯、酉分别为北方水、南方火、东方木、西方金的正位，辰戌丑未是土运寄旺之位。故甲辰、甲戌、己丑、己未、乙酉、丁卯、戊午、丙子皆为岁会之年。其中，己丑、己未、乙酉、戊午四年即属岁会年，又属天符年，因此单纯是岁会的年，实际上只有四年。

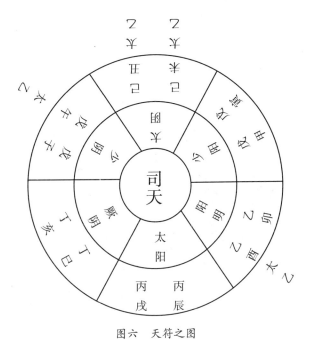

图六　天符之图

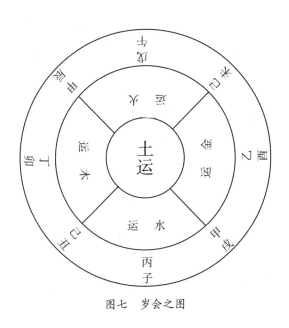

图七　岁会之图

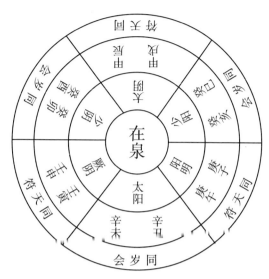

图八　同天符同岁会图

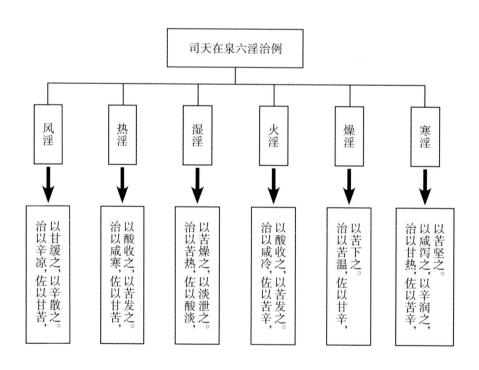

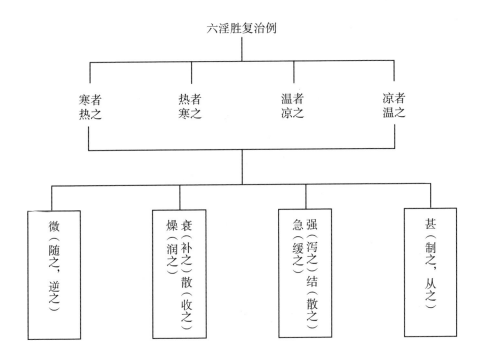

六淫治法歌

风淫于内治辛凉，佐以苦甘缓辛散。热淫咸寒佐甘苦，酸收苦发相参赞。

湿淫苦热佐酸淡，苦燥淡泄斯断断。火淫咸冷佐苦辛，苦发酸收与热贯。

燥淫于内治苦温，佐以甘辛苦下看。寒淫甘热苦辛佐，咸泻辛润苦坚玩。

治诸胜复当逆从，温清寒热医毋乱。五脏苦欲补泻法，大段相同微有判。

此卷专为运气言，不编杂法君须按。

解释：风乃阳邪，金能胜木，风淫于内，故治以辛凉。辛过甚，恐伤气，故佐以苦甘，苦胜辛，甘益气也。木性急，故以甘缓之，木喜条达，故以辛散之。

水胜火，寒胜热，热淫于内，故治以咸寒。甘胜咸，佐之以防其太过也。心苦缓，故以酸收之。热郁于内，故以苦发之也。

苦热能燥湿，酸木能制土，淡能利水，吴鹤皋曰："使酸而非淡，则味厚滋湿矣。"泄者，渗利与汗也。

咸冷亦水胜火也，苦能泄热，辛能散能润。苦发酸收与治热淫同。

火能胜金，故治以苦温。甘能致津，辛可润燥，故佐以甘辛，燥热内结，以苦泻之可也。

土能胜水，热能胜寒，故治以甘热。苦而辛，亦热品也。伤寒内热者，以咸泻之。肾苦燥，以辛润之。肾欲坚，以苦坚之也。

微者逆之，甚者从之。逆者，正治也。从者，反治也。

《五常政大论》曰："治热以寒，温而行之。治寒以热，凉而行之。"此即"热因寒用，寒因热用"①之谓。

五脏苦欲补泻治例，及五郁之法，与此六淫胜复之治，大段相同，而微有分别。但此卷专为运气治法而设，故不编杂法，以滋扰乱也。

---

① 热因寒用，寒因热用：语出《素问·至真要大论》。

校后记

《运气证治歌诀》一卷，为龙砂医家王旭高所著。

王旭高（1798~1862 年），名泰林，字旭高，又字以行，号九龙山人，别号退思居士，清·无锡人。王氏为无锡望族，其父启贤，业儒未售，母高氏，育子五，旭高为季，故小名五官。因世居无锡西门外梁溪桥下，故将其书斋命之"西溪书屋"。

王氏初习举子业，博涉经史子集，江阴乡试不中，后绝意制举，改从舅父高秉钧（字锦庭，号心得，无锡人，清代著名外科学家，明清外科三大学派之一"心得派"的代表人物）攻医。道光初年悬壶问世，先以疡科行，从《王旭高医案》中所载的多例外疡病医案，可窥王氏外科证治，一秉舅父高氏心得之传，辨证以寒、热、虚、实为提纲，治法以温、清、攻、补为要领，既能抓住"外疡多火证"的特点，又深合"诸痛疮疡，皆属于心"之旨。道光七年（1827 年），舅父高氏殁后，渐浸及内科，求诊者日益增多，名闻江浙间。

王氏论医，在继承家学基础上，博采各家学说，远宗仲景，近效叶桂，徐灵胎以及诸龙砂前辈医家，功底深厚，遣方用药，精当灵活，主张"立法但取其轻灵，用药先求其无过"，疑难杂症求治者，必沉思渺虑，乃疏方与之。临床注重剂型搭配，乃至煎药用水也很有讲究。撰写医案，论证明晰，按语爽朗。

其次，王氏临证，多有独创，譬如，对外感"燥证"，倡导"内燥""外燥""气燥""血燥"之分，制有"内燥宜滋""外燥宜清"的治则，发展了"燥证"证治法则。尤其在肝病治疗方面，独树一帜，创肝气、肝风、肝火三纲辨证体系，订立"治肝三十法"。治肝气用疏肝理气、疏肝通络、柔肝、缓肝、培土泄木、泄肝和胃、泄肝、抑肝、散肝等；治肝风有息风和阳、息风潜阳、培土宁风、养肝、暖土御寒风、平肝、搜肝等；治肝火有清肝、泻肝、清金制木、泻子、补母、化肝等；另有温肝、补肝、镇肝、敛肝、补肝阴、补肝阳、补肝血、补肝气等。

王氏秉承龙砂医家重视五运六气的学术特点，对运气理论临床多有实践。如其辨治虚劳病，在立足中土调护、培补后天之本基础上，注重参合天人相应，兼顾节气、时辰节律。《王旭高医案》中收载其治疗一咳嗽发热日久病人，"前投补益脾胃之药六七剂，谷食加增，起居略健"，"但热势每交寅卯而盛"，王氏认为"乃少阳旺时也"，进一步分析认为"少阳属胆，与肝相为表里。肝胆有郁热，戕伐生生之气，肺金失其清肃，脾胃失其转输，相火日益炽，阴津日益涸，燎原之势，不至涸竭不止也。其脉弦数者，肝胆郁热之候也。"

这种对时间节律的认识，与《伤寒论》中"厥阴病，欲解时，从丑至卯上"，"少阳病，欲解时，从寅至辰上"的"欲解时"理论是一脉相系的。

另外，王旭高对"司天运气方"研究颇深，编有歌诀与方解，附有"五瘟丹""姜桂汤"及"司天运气图歌""司天在泉六淫治例"等运气相关歌诀12篇；并根据自己临床经验进行组方比较、增损化裁，多有见地。从中可以梳理出王氏对运气学说的观点如下。

1.执司天求治，其失在隘；舍司天求治，其失在浮

从《运气证治歌诀》可以得出王氏对运气学说基本观点是：运气学说有其存在的道理，但是较难掌握，且气运变化有异，主张灵活运用。王氏在"《三因》司天运气方"中言："先圣察生成之数，以求运气者，盖欲因数以占夫气化之盛衰，而示人以法阴阳，和术数，先岁气，合天和也。然而难言之矣，一岁之中，五运相推，六气相荡，运气错杂，而变各不同。如，湿挟风而化燥，风兼燥而化凉，火燔亢而生风，湿郁蒸而为热。则阴阳之消息，固难以识其微，而形象之著明，是必有可凭之理。是故执司天以求治，而其失在隘。舍司天以求治，而其失在浮。"并发出"嗟乎！安得读万卷书，明阴阳者，与之共谈斯言哉！"之感慨。

2. 时有常位而气无必也，临证主张因变以求气

《素问·至真要大论》说："时有常位而气无必也。"马莳言："有定纪之年辰，与无定纪之胜复，相错常变，今独求年辰之常，不求胜复之变，岂得运气之真哉。"五运六气有常，有变，有未至而至，有至而太过，有至而不及，有胜气、复气之异，有升降失常之变。运气理论之"常"易于掌握，难在其"变"。运用运气理论指导下的临床实践，应了解实时气候、物候等运气因子，动态分析，不可机械推算，要做到"不以数推，以象之谓也"，更应顺天察运，随机达变。

《运气证治歌诀·总论》"旭高按"："假令风木之年，而得燥金年之病，即从燥金年方法求治。发生之纪，而得委和之纪之病，即从委和之纪方法求治。此其道也。若谓其年必生某病，必主某方，真是痴人说梦矣。"之论说，朴实而形象地阐述了王氏注重实际运气情况，因变以求气的运气临证思维。与缪问注《三因司天方·运气总说》中引张戴人之说"病如不是当年气，看于何年运气同。便向某年求活法，方知都在至真中，庶乎得运气之意矣"异曲同工。

3. 结合临床横向类比，增损化裁"司天运气方"

在《三因》"司天运气方"中，六庚年之"牛膝木瓜汤"与六丁年之"苁蓉牛膝汤"组方多有相似，不易理解区分。王氏在苁蓉牛膝汤"方解"中说："此与前牛膝木瓜汤大段相同，但彼因燥盛伤肝，肝血虽虚不甚，故止化肝液，养肝血，便可以却燥。此以肝虚伤燥，血液大亏，故用苁蓉、熟地峻补肾阴，是虚则补母之法也。"寥寥数

语，点睛之笔。

此外，王氏结合临床实践，对部分"运气方"做了增损化裁，并作精辟解释，对增加药物，都明确标注"新增"，可见治学之严谨。如，黄芪茯苓汤（黄芪、茯苓、紫河车、远志姜汁炒、苡仁生研、人参各等分，肉桂心（新增），水煎服）为"凡遇六癸年，伏明之纪，岁火不及，寒乃盛行"所设。陈氏《三因方》原方本无肉桂，王氏新增肉桂心一味，并认为"按此汤用河车，当作丸剂为是"。对于增加肉桂心一药，王氏认为"心阳衰少，则君火无权，故寒邪得以侵凌而来犯。观其暴喑蒙昧，心胸疼痛等证，不徒寒威肆虐，其义可绎思矣。方中参、芪、河车并用，大温补其气血，俾气血足而神旺，则心阳自畅。更用远、茯安神，苡仁养心，取意非不善，但不无迂缓之嫌。旭高因僭加桂心一味，以宣导诸药，启发心阳，临症取裁，是所望于君子。"同时在"歌诀"中认为"更加肉桂义尤精"。

综上述，王氏对待运气学说基本观点为"执司天以求治，而其失在隘；舍司天以求治，而其失在浮""若谓其年必生某病，必主某方，真是痴人说梦矣"以及要"明岁气天时"以免"徒守老成之见"。与姜维苦拒剑阁一样，总归失败，确属真知灼见。王氏对"运气方"加减化裁，并提出"相机从事"重抓"时机"，体现王氏从临床实际出发，不阔谈理论，而是注重临床的指导性、可操作性，与龙砂医家对待运气学说观点一脉相承。

据文献记载，王氏昼则临证示教，夜则在其书斋秉烛夜讲，年近不惑时，为传道解惑，曾广设绛帐，门下士习业者，每年以十数计，门人众多。为中医人才的培养做出了重要贡献，同时也传扬了五运六气学说。

1860 年为避兵灾，王氏乃徙居常熟韩山头王家桥，寓其门生顾灿卿家，因无子嗣继业，将其生平著作《西溪书屋夜话录》《退思集类方歌注》等整理为定本，授予顾氏。

在本书整理过程中，笔者专程去常熟拜访了褚玄仁老先生，据褚老介绍，他的胞兄为王旭高三传弟子，曾师从章成器先生，章氏授课即以王旭高著作为教本，因得录存，视为秘宝。早年，褚先生将其胞兄所藏抄本整理成《王旭高医书全集》一书，辑录王氏医书14种，有许多都是首次公布面世，其中即包括《运气证治歌诀》。

《运气证治歌诀》一书，本为无锡徐湘亭先生家藏抄本，徐先生在世时将整理本赠予褚玄仁先生，但已缺五味子汤方内容。

本次整理以龙砂医家徐湘亭整理本为底本，将相关条文与《三因方》作对校，相异处出校文。褚玄仁先生在编辑出版《运气证治歌诀》时，将徐湘亭整理本中序言及相关校勘内容作了删除，为反映运气理论在龙砂地区医家中的流传原貌，本次整理予以恢复"徐序"及"湘亭按"等内容。

整理古籍拿到第一手资料是至关重要的，本书整理过程中尤其要感谢褚玄仁老先生，褚先生已过鲐背之年，且听力、目力严重下降，仍对整理工作提出了很多宝贵意见，并无私提供珍藏多年的抄本原件，令我辈感动不已。

由于学术水平有限，难免存在不足、疏漏之处，还企诸位方家不吝赐教。

校注者

2018 年 12 月

校后记